CHAKRAS
Mandalas de Vitalidade e Poder

Instruções envolvendo a harmonização dos centros de energia através de sons, cores, pedras preciosas, aromas, técnicas respiratórias, contatos com a natureza, zonas de reflexo e de meditação

Shalila Sharamon
Bodo J. Baginski

CHAKRAS
Mandalas de Vitalidade e Poder

Instruções envolvendo a harmonização dos centros de energia
através de sons, cores, pedras preciosas, aromas,
técnicas respiratórias, contatos com a natureza,
zonas de reflexo e de meditação

Ilustrações
KLAUS-PETER HUESCH

Tradução
HARRY MEREDIG

Editora
Pensamento
SÃO PAULO

Título original: *Das Chakra-Handbuch Vom grundlegenden Verständnis zur praktischen Anwendung.*

Copyright © 1988 Schneelöwe Verlgsberatung & Verlag.

Publicado mediante acordo com Schneelöwe Verlgsberatung & Verlag, D-87648 Aitrag/Germany.

Todos os direitos reservados. Nenhuma parte deste livro pode ser reproduzida ou usada de qualquer forma ou por qualquer meio, eletrônico ou mecânico, inclusive fotocópias, gravações ou sistema de armazenamento em banco de dados, sem permissão por escrito, exceto nos casos de trechos curtos citados em resenhas críticas ou artigos de revistas.

A Editora Pensamento-Cultrix Ltda. não se responsabiliza por eventuais mudanças ocorridas nos endereços convencionais ou eletrônicos citados neste livro.

O primeiro número à esquerda indica a edição, ou reedição, desta obra. A primeira dezena à direita indica o ano em que esta edição, ou reedição foi publicada.

Edição

Ano

8-9-10-11-12-13-14-15

08-09-10-11-12-13-14

Direitos de tradução para a língua portuguesa
adquiridos com exclusividade pela
EDITORA PENSAMENTO-CULTRIX LTDA.
Rua Dr. Mário Vicente, 368 – 04270-000 – São Paulo, SP
Fone: 6166-9000 – Fax: 6166-9008
E-mail: pensamento@cultrix.com.br
http://www.pensamento-cultrix.com.br
que se reserva a propriedade literária desta tradução.

COMETA GRÁFICA E EDITORA LTDA
TEL / FAX : 6162 - 8999 - 6162 - 9099

Sumário

Palavras introdutórias	7
O sistema energético e os corpos etéricos do homem	9
O corpo etérico	13
O corpo emocional	15
O corpo mental	18
O corpo espiritual	20
A tarefa e a função dos chakras	22
Os ciclos do desenvolvimento humano sob a luz da doutrina dos chakras	31
A formação de bloqueios nos chakras	39
A dissolução dos bloqueios	47
O modo de descobrir os chakras bloqueados	55
A sexualidade e os chakras	64
Primeiro chakra	71
Segundo chakra	81
Terceiro chakra	89
Quarto chakra	99
Quinto chakra	109
Sexto chakra	119
Sétimo chakra	129
Para a compreensão das correlações astrológicas	137
Possibilidades de purificação e de ativação dos chakras	139
Contatos com a natureza	141
Terapia dos sons	142
Cromoterapia	149
Uma meditação cromática dos chakras	155
Terapia das pedras preciosas	158
Aromaterapia	162
Formas de ioga	166

A respiração dos chakras 167
A massagem nas zonas de reflexo dos chakras 170
Exercícios físicos para a libertação de bloqueios de energia 175
Irradiação da energia vital universal 178
Uma viagem fantástica através dos chakras 183
Apêndice 189
Quadro de correlações 190
Epílogo e agradecimentos 201
Bibliografia 202

Palavras Introdutórias

Quase todos se ocupam, num determinado momento da vida, com as perguntas: "Quem sou?", "Que forças agem dentro de mim?", "Que faculdades ainda se escondem no meu interior?", e "Como posso usufruir todo o meu potencial de sorte e criatividade?"

Acreditamos que nenhum outro campo científico pode responder a essas perguntas tão amplamente como a ciência dos centros energéticos do homem. Ao compreender a tarefa e as funções dos chakras em toda sua extensão, forma-se uma imagem do ser humano que, na sua possível perfeição, é tão fascinante e sublime a ponto de mais uma vez nos determos para admirar a maravilha da criação.

O nosso livro destina-se a ajudar a reconhecer e a explorar as capacidades latentes do homem.

Para trabalhar eficientemente com os chakras, não é necessário que você seja clarividente ou sensitivo. Todavia, notará que, com essa ação, sua sensibilidade com relação aos planos etéricos aumentará substancialmente. Desenvolve-se também a compreensão dos relacionamentos, que unem muitos fragmentos do conhecimento e da experiência num todo harmônico, de modo inteligível.

A ativação e harmonização dos chakras é, realmente, tão simples que chegamos a achar que esconderam esse conhecimento dos homens no passado, tornando-o complicado, para que as pessoas não subestimassem o respectivo valor interior e para que os iniciados pudessem conservá-lo, de geração em geração. O fato de esse cabedal científico hoje ser compreensível e acessível a muitas pessoas, talvez também seja o resultado de um novo passo evolucionário.

Desse modo, você encontra, neste livro, além da apresentação da forma de expressão e do modo de agir de cada chakra, uma grande quantidade de práticas de fácil execução, para harmonizar seus centros de energia. As técnicas foram selecionadas de modo tal que proporcionem uma suave ativação e libertação de bloqueios nos chakras. Nesse caso, o tipo do método, entre os vários oferecidos, que você escolheu para si mesmo, não é tão importante, mas, o essencial é que INICIE a ação, pois envolve a SUA realização, NESTA vida, no aqui-e-agora.

Desejamos que, ao ler este livro e ao praticar as terapias nele descritas, sinta tanto amor e respeito pelas normas da vida como nós tivemos a ocasião de experimentar durante a ainda crescente compreensão destes inter-relacionamentos, e ao escrever este livro.

Shalila e Bodo J.

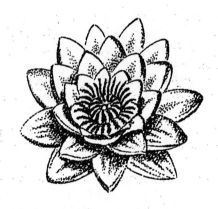

O Sistema Energético e os Corpos Etéricos do Homem

A maioria das pessoas considera o mundo material, e com isso também o corpo físico, como a única realidade, pois somente esses são percebidos pelos sentidos físicos e compreendidos pelo intelecto racional. Os clarividentes, todavia, vêem uma grande variedade de estruturas de energia, de movimentos energéticos, de formas e cores, que são perceptíveis dentro e em volta do corpo físico do homem.

Caso você também seja um desses que só podem aceitar como realidade o corpo material, pense uma vez o que acontece, porventura, com a energia, com a força vital que anima um corpo físico e lhe confere sensibilidade e capacidade de expressão depois da morte desse corpo. Segundo uma lei da Física, a energia nunca se perde, mas se transforma. A força que está em ação por trás dos aspectos materiais do corpo, com suas funções e habilidades, é constituída de um complexo sistema de energia, sem o qual o corpo físico não poderia existir. Esse sistema compõe-se de três elementos básicos:

1) Os corpos etéricos ou energéticos;
2) Os chakras, ou centros de energia;
3) Os nádis, ou canais de energia.

Nesse sistema, os nádis representam um tipo de artéria etérica. A palavra *"nádi"* é originária do sânscrito, e significa tubo, vaso ou veia. Sua tarefa é a de conduzir o prana, ou energia vital, através do sistema de energia etérica.

A palavra sânscrita *"prana"* pode ser traduzida como "energia absoluta". Entre os chineses e japoneses, essa força vital universal é denominada "chi" ou "ki". Ela representa a fonte primitiva de todas as formas de energia, e se expressa nas várias esferas da vida através de diversos tipos de freqüências. Uma das suas formas de expressão é a respiração, através da qual podemos absorver, entre outros, o prana.

9

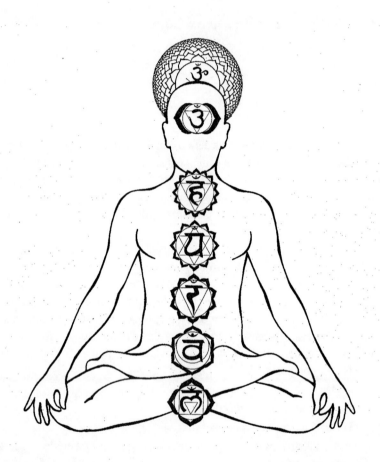

O nível de consciência de cada forma vivente depende das freqüências do prana, que pode ser captado e armazenado. Dessa maneira, encontramos nos animais esferas de freqüência mais baixas do que no homem, e, no ser humano desenvolvido, freqüências mais altas do que no homem que ainda está no início da sua evolução.

Através dos chakras, os nádis de um corpo de energia ligam-se aos nádis do corpo energético vizinho. Alguns dos antigos textos hindus e tibetanos mencionam 72.000 nádis, enquanto outros escritos históricos falam em 350.000 nádis. Os principais canais de energia são o Sushumna, o Ida e o Pingala, que abordaremos em detalhe no próximo capítulo. Os chineses e japoneses conhecem um sistema de canais de energia semelhante, que chamam de meridianos. (Do conhecimento desses meridianos desenvolveu-se a acupuntura.)

No sistema energético do homem, os chakras agem como estações receptoras, transformadoras e distribuidoras das diversas freqüências do prana. Eles absorvem energias vitais dos corpos etéricos do homem, do seu meio ambiente, do cosmos e das fontes básicas de toda e qualquer manifestação, diretamente ou através dos nádis, transformam-nas em freqüências necessárias aos mais variados setores do corpo físico, ou dos corpos etéricos, para sua manutenção e desenvolvimento, e transferem-nas, por sua vez, através dos canais energéticos, a esses corpos. Além disso, irradiam energias através do meio ambiente. Por meio desse sistema energético, o homem é envolvido, portanto, num intercâmbio com as forças em ação nos mais variados planos de existência do seu meio ambiente, do universo e da base da Criação.

Uma vez que os chakras estão numa correlação bastante estreita com o corpo energético, vamos descrever neste capítulo, inicialmente, o aspecto e as tarefas desse corpo. Uma descrição detalhada dos chakras pode ser encontrada no capítulo seguinte, e uma apresentação detalhada das tarefas de cada centro de energia é feita nos sete capítulos relativos a cada chakra.

Em regra, distinguem-se quatro corpos energéticos:

1) O corpo etérico
2) O corpo emocional ou astral
3) O corpo mental
4) O corpo espiritual ou causal

Cada um desses corpos etéricos tem a sua freqüência vibratória básica. O corpo etérico, que mais se aproxima do corpo físico, vibra com a freqüência mais baixa. Os corpos astral e mental têm, respectivamente, freqüências mais elevadas, enquanto no corpo causal encontram-se representados os números mais altos de vibrações.

11

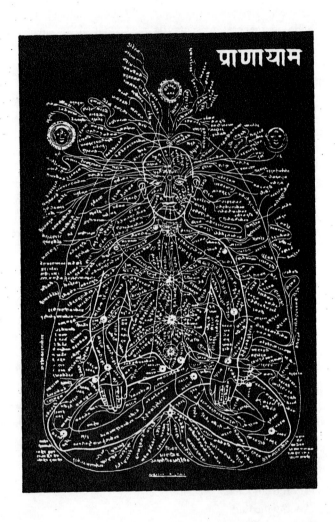

Esta ilustração mostra a representação histórica de um mapa de chakras e nádis do Tibete. Além dos sete chakras principais, reconhecemos uma grande quantidade de chakras secundários, bem como uma rede quase ilimitada de finos canais de energia, os nádis. Alguns dos textos legados mencionam 350.000 nádis, através dos quais fluem energias cósmicas. Esses se unem em 14 nádis principais, que, por sua vez, se correspondem com os chakras.

Cada um desses corpos é comparável a uma dança de energias em meio à sua própria esfera de vibrações, caso em que, durante o desenvolvimento da pessoa, as freqüências aumentam de forma crescente.

Os corpos de energia são os condutores da consciência em determinados níveis de vibração e, mesmo que sua freqüência aumente, proporciona ao homem energias vitais, emoções e conhecimentos mais elevados dentro do seu âmbito específico de tarefas.

Os diversos corpos de energia, entretanto, não são separados um do outro. Eles se interpenetram, enquanto cada um vibra na sua própria esfera de freqüência, de modo que mesmo um clarividente só consegue distingui-los caso focalize seu poder visual na esfera correspondente. Assim, por exemplo, para perceber o corpo astral ele deve dirigir sua visão clarividente à esfera astral. Caso deseje visualizar o corpo mental, ele terá de entrar em sintonia com a esfera mental, etc.

O corpo etérico

O corpo etérico tem aproximadamente a mesma dimensão e configuração que o corpo físico. Daí a denominação "duplo etérico" ou "corpo físico interior". Ele é o portador das forças de configuração do corpo físico, bem como da força vital e criadora, e de todas as sensações físicas.

O corpo etérico é formado de novo a cada reencarnação do ser humano e se dissolve três a cinco dias depois da morte. (Os corpos astral, mental e causal continuam existindo depois da morte e se unem, a cada nova encarnação, ao novo corpo físico.)

Através do chakra do plexo solar, o corpo etérico absorve energias vitais do Sol e, através do chakra básico, energias vitais da Terra. Ele armazena essas energias e as leva, através dos chakras e nádis, em fluxos vitais ininterruptos, ao corpo físico. Essas duas formas de energia cuidam do equilíbrio vital nas células corporais. Quando a "fome de energia" do organismo é saciada, a energia excessiva é irradiada para fora, pelo corpo etérico, através dos chakras e dos poros. Ela sai dos poros em forma de fios retos, com cerca de 5 cm, formando a aura etérica, que em regra é percebida pelos clarividentes como a primeira parte setorial da aura total. Esses raios cobrem o corpo físico como um manto de proteção, impedindo que micróbios patogênicos e corpos estranhos se infiltrem no corpo e irradiam, simultaneamente, um fluxo constante de energia vital no meio ambiente.

Essa proteção natural significa que, basicamente, uma pessoa não pode adoecer por causas de origem externa. Os motivos da doença estão sempre no seu interior. Pensamento e emoções negativas, bem como o modo de vida que não esteja em harmonia com as necessidades naturais do corpo (sobrecarga de trabalho, alimentação inadequada, álcool, nicotina e drogas), podem consumir a força vital etérica, com o que a irradiação de energia natural perde em força e intensidade. Desse modo, surgem pontos fracos na aura. Os fios de energia já mencionados aparecem curvados ou se cruzam em formas desordenadas. O clarividente percebe na aura "buracos" ou "fendas" através dos quais vibrações negativas e bactérias infecciosas podem penetrar no corpo. Além do mais, a energia vital, devido a esses ferimentos, pode "desgastar-se" no âmbito etérico.

Baseado nesse estreito relacionamento entre a condição do corpo físico e a irradiação de energia do corpo etérico, fala-se também, com freqüência, na saúde da aura. As doenças mostram-se, primeiramente, na aura etérica, antes de se manisfestarem no corpo físico. Podem até já ser reconhecidas e tratadas nesse plano. A fotografia Kirlian tornou visível, pela primeira vez, essa irradiação de energia comum a cada ser animado.* Com base nesse invento, são efetuados diagnósticos bastante acurados, e doenças são reconhecidas ainda em sua fase latente.

O corpo etérico e, com isso, o corpo físico, reagem de modo bastante considerável aos impulsos intelectuais que partem do corpo mental. Deve-se a isso o sucesso do pensamento positivo segundo o qual podemos promover a saúde do corpo através de sugestões positivas, adequadamente dirigidas.

Outra função importante do corpo etérico é servir como mediador entre os corpos de energia mais elevados e o corpo físico. Ele transmite as informações que captamos através dos sentidos corporais ao corpo emocional e mental, e, ao mesmo tempo, transmite energias e informações dos corpos mais elevados ao corpo físico. Caso o corpo etérico esteja enfraquecido, esse fluxo de informações e energias é prejudicado, deixando a pessoa emocional e mentalmente apática.

Para a harmonização e ativação do corpo etérico existem diversas formas de terapias, descritas mais adiante nesta obra.

Nesse contexto também é interessante o fato de as plantas, especialmente as flores e as árvores, terem uma irradiação energética semelhante à aura etérica do homem. Essa irradiação você pode aproveitar para suprir a sua própria aura com novas energias. Ela também pode ser encontrada nos óleos aromáticos, cuja

---

* Trata-se de um processo especial de fotografia de alta freqüência desenvolvido pelo casal de pesquisadores russos Semjon D. e Walentina K. Kirlian.

utilização descrevemos no capítulo correspondente. Todavia, você também pode se comunicar diretamente com a energia das plantas. Para isso, sente-se encostado a uma árvore que lhe seja simpática, ou abrace-a, encostando todo o seu corpo na mesma. Permita então simplesmente que a força energizante e harmonizadora da árvore seja transmitida a você. Ou deite-se num perfumado prado de flores e deixe-se envolver e ser penetrado totalmente pelas vibrações das delicadas flores. Também as flores cortadas ou de vaso que estão ao seu redor transmitem-lhe prazerosamente algo da sua energia vivificante e harmonizadora. As plantas reagem ao seu amor e à sua gratidão por esse serviço com uma força irradiante ainda maior, pois uma das suas tarefas é ajudar o homem dessa maneira.

O corpo emocional

O corpo emocional, freqüentemente também denominado corpo astral, é o portador dos nossos sentimentos, emoções e das particularidades do caráter. Ele ocupa quase o mesmo espaço que o corpo físico. Numa pessoa pouco desenvolvida, seus contornos são fracamente delineados e ele aparece como uma substância nebulosa que se movimenta caótica e desordenadamente em todas as direções. Quanto mais desenvolvida for uma pessoa na expressão dos seus sentimentos, tendênciais e aspectos característicos, tanto mais brilhante e claro aparecerá o seu corpo emocional. Nesses casos, o clarividente divisa um contorno nítido, que se adaptou totalmente à forma do corpo físico.

A aura do corpo emocional tem uma forma oval e pode se expandir vários metros ao redor do ser humano. Cada emoção é irradiada pelo corpo emocional, refletindo-se na aura. Isso ocorre principalmente através dos chakras e, em proporção menor, também através dos poros. A aura emocional está em constante movimento. Além das disposições de caráter fundamentais e relativamente estáveis, que se expressam em forma de cores básicas constantes na aura, todo sentimento momentâneo, toda ação no âmbito emocional é refletida pela mesma. É um jogo indescritível de cores em contínua transformação, brilhando em todas as nuanças. Emoções como, por exemplo, o medo, a raiva, a depressão e as preocupações dão origem a configurações nebulosas escuras na aura. Quanto mais uma pessoa abre a sua consciência para o amor, para a abnegação e a alegria, tanto mais claras e transparentes são as cores da sua aura emocional.

Na média das pessoas, nenhum dos outros corpos etéricos expressa sua visão do mundo e da realidade tão fortemente quanto o corpo emocional. Nele estão armazenadas todas as nossas emoções não remidas, as agressões e temores conhecidos e inconscientes, os sentimentos de solidão, de rejeição, de ausência de confiança em si mesmo, etc. Eles emitem suas vibrações através da aura emocional e expressam a mensagem inconsciente que transmitimos ao mundo exterior. E aqui torna-se real o princípio da atração mútua. As freqüências energéticas que irradiamos atraem vibrações de energia iguais do meio ambiente e juntam-se às mesmas. Isso significa que muitas vezes somos confrontados exatamente com as pessoas e circunstâncias que refletem aquilo que conscientemente desejamos evitar ou abandonar, ou que tememos. Dessa maneira, o meio ambiente presta-se como um espelho para todos os elementos que transferimos da nossa vida consciente para as esferas do inconsciente. Na realidade, as emoções ainda não libertadas do corpo emocional empenham-se em permanecer vivas e, se possível, em crescer. Desse modo, seguidamente, levam-nos a situações e provocam a repetição das vibrações emocionais primitivas, pois essas vibrações são como um alimento para elas.

No ser humano, a freqüência do medo atrai situações nas quais o medo é repetidamente confirmado. Se a pessoa for agressiva, encontrar-se-á continuamente com pessoas que emitem vibrações de raiva e agressão. Quando nos comprometemos, por exemplo, a não brigar mais em determinadas situações, sem antes termos vencido a nossa agressividade interior, poderá acontecer de alguém, ao nosso redor, começar inesperadamente a vociferar conosco.

O pensamento consciente e os objetivos intelectuais do corpo mental têm pouca influência sobre o corpo emocional, que segue as suas próprias normas. O corpo mental pode dirigir o comportamento exterior, mas não pode suprimir as estruturas emocionais inconscientes.

Desse modo, a pessoa pode se empenhar, conscientemente, no amor e no sucesso e, inconscientemente, irradiar freqüências energéticas contraditórias de ciúme ou de falta de confiança em si mesma que a impedem de atingir a sua meta consciente.

As estruturas emocionais continuam existindo, caso não sejam libertadas através das várias encarnações, uma vez que o corpo emocional permanece subsistindo depois de morte física, unindo-se, por ocasião da reencarnação, ao novo corpo físico. As experiências não vividas, armazenadas no corpo emocional, determinam substancialmente as circunstâncias da nova vida.

Quando tivermos realmente compreendido essas correlações, é necessário que deixemos de nos ver desempenhando um papel de "vítima", atribuindo a culpa aos mais fracos e miseráveis, ou às circunstâncias. Isso já representa uma grande libertação, pois então estaremos cientes de que o nosso destino está inteiramente nas nossas mãos, e podemos começar a mudar nossa vida mudando a nós mesmos.

A parte predominante dos "nódulos de sensação" do corpo emocional está localizada na região do chakra do plexo solar. Através da experiência direta, esse chakra nos proporciona acesso às nossas estruturas emocionais. Todavia, caso queiramos perceber e conhecer essas estruturas através do intelecto consciente, teremos de penetrar o conteúdo do chakra do plexo solar por meio da forma de expressão máxima do corpo mental, que é a visão intuitiva e que nos é acessível através do chakra da testa ou frontal. Contudo, mesmo isso ainda não significa a verdadeira libertação. A dissolução das estruturas emocionais só pode ocorrer através do corpo espiritual, que expressa a sabedoria, o amor e a felicidade do nosso Eu superior, e que simultaneamente nos deixa perceber, do seu ponto de vista integral e universal, os inter-relacionamentos interiores. Podemos fazer essa associação através do chakra do coração e do chakra coronário.

O Eu interior não condena, não separa as experiências em "boas" e "más". Ele mostra que passamos por certas experiências para que comecemos a aprender quais sentimentos e ações têm como conseqüência uma separação da fonte primitiva divina, causando-nos, desse modo, mágoas, e para que entendamos as leis cósmicas do equilíbrio natural. Nos âmbitos da vida em que hoje nos sentimos como "vítimas", fomos com freqüência os "criminosos" em encarnações anteriores.

Também na terapia dos chakras, a postura que assumimos interiormente, confirmando todas as experiências e conteúdos do corpo emocional e observando as imagens e sensações espontâneas que surgem, sem rejeitar ou condenar qualquer um deles, é de suma importância, pois desse modo o nosso Eu interior pode assumir o "comando", deixando que as energias espirituais do nosso corpo energético mais elevado se infiltrem em todo o nosso ser.

Quando as vibrações do nosso corpo espiritual se unem ao corpo emocional, e o penetram, então o último começa a vibrar com maior rapidez, e inicia o descarte das experiências negativas armazenadas, uma vez que essas possuem freqüências mais baixas. Com isso, perdemos a recordação emocional dessas experiências, podendo perdoar a nós mesmos e aos outros.

Com a crescente dissolução das estruturas emocionais bloqueadas, o corpo emocional começa a irradiar profundos sentimentos de amor e de felicidade incondicionais. A aura emocional brilha com as cores mais claras, mais intensas e, ao mesmo tempo, mais transparentes, e as mensagens que transmite ao meio ambiente atraem sorte e amor. Uma habilidade, beirando o extraordinário, de atrair tudo o que for desejado é a conseqüência natural de um corpo emocional totalmente integrado, e que vibra nas mais altas freqüências possíveis.

O corpo mental

Nossos pensamentos, idéias e os conhecimentos racionais, bem como intuitivos, são controlados pelo corpo mental. Sua vibração é mais elevada que a do corpo etérico e emocional, e sua estrutura é menos densa. Tem forma oval e, numa pessoa altamente evoluída, pode ampliar seu volume a ponto de igualar o do corpo emocional e sua aura. A irradiação áurica do corpo mental atinge alguns metros.

Numa pessoa com pouco desenvolvimento espiritual, o corpo mental tem a aparência de uma substância branca e leitosa. Suas poucas cores são obscuras e sem brilho e sua estrutura aparece relativamente opaca. Quanto mais vivos forem os pensamentos, e quanto mais profundas forem as percepções espirituais do homem, tanto mais claras e intensas serão as cores do seu veículo mental.

O corpo mental, como o emocional, tem uma oitava superior e uma inferior. Suas freqüências mais baixas se expressam na forma do pensamento linear da compreensão racional, através do qual a maioria das pessoas procura o caminho da verdade. Esse tipo de compreensão baseia-se nas percepções do plano físico. Nesse caso, o corpo físico e seus sentidos captam informações que são transferidas através do corpo etérico ao corpo emocional, que transforma essas informações em sentimentos e as transmite ao corpo mental que, por sua vez, reage a elas com a formação de pensamentos verbais.

Devido à influência do corpo emocional, com suas estruturas emocionais bloqueadas, as informações são, com freqüência, distorcidas e o pensamento alterado. Originam-se padrões de pensamento repetitivos, através dos quais julgamos os acontecimentos do nosso mundo. Isso significa que o intelecto racional quase nunca é neutro e objetivo, se 'bem que reivindique esse direito.

Os pensamentos que se formam desse modo no corpo mental, geralmente giram em torno do bem-estar pessoal e de interesse pelos fatos da vida mundana. Com isso, a função principal do corpo mental será a solução racional de problemas. Isso implica, todavia, uma distorção do seu caráter original e uma limitação de suas capacidades.

A verdadeira função do corpo mental consiste em captar as verdades universais que fluem do plano do corpo espiritual e integrá-las na sua compreensão racional, que as transmite às situações concretas, levando à solução dos problemas, em concordância com as leis universais.

A compreensão que, dessa maneira, recebemos do plano espiritual do nosso ser se expressa na forma de intuição e de percepções súbitas, muitas vezes como imagens ou como sons, que são reproduzidos nos pensamentos verbali-

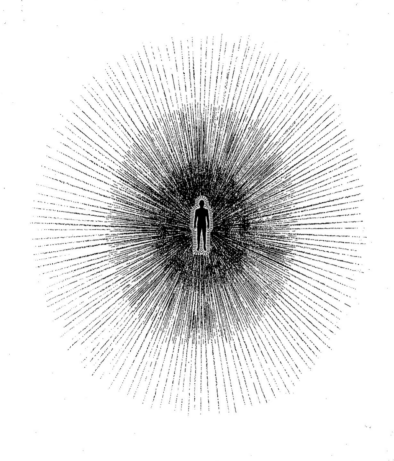

A aura do ser humano, de dentro para fora: 1) a aura etérica, 2) a aura emocional, 3) a aura mental, 4) a aura espiritual.

zados. Eles nos transmitem o reconhecimento da verdadeira natureza das coisas, e são holográficos na sua estrutura, ao contrário da compreensão linear, que parte da compreensão racional.

O acesso à oitava superior do corpo mental é encontrado numa ligação do chakra da testa e do chakra coronário. Se o corpo mental estiver totalmente desenvolvido, torna-se um espelho do corpo espiritual, e a pessoa concretiza a sabedoria e o reconhecimento total do seu Eu Interior na sua vida.

O corpo espiritual

O corpo espiritual, freqüentemente também chamado de corpo causal, possui a mais alta freqüência vibratória de todos os corpos de energia. Nas pessoas que ainda estão bastante inconscientes do plano espiritual ele se contrai, junto com a sua aura, ficando cerca de um metro do corpo físico. O corpo e a aura espiritual de uma pessoa totalmente desperta podem irradiar-se, no entanto, a vários quilômetros de distância, casos em que a forma oval primitiva se transforma num círculo uniforme.

Caso você já tenha tido a oportunidade de estar na presença de um mestre iluminado, talvez tenha notado que o meio ambiente subitamente mudou quando se afastou dele por alguns quilômetros. A experiência da luz, da plenitude e do amor, que pode torná-lo pleno quando está perto um mestre, perde a intensidade tão logo você saia da esfera da sua aura.

O corpo espiritual e a aura do mestre irradiam as cores mais suaves que, ao mesmo tempo, são dotados de uma indiscritível luminosidade. Do plano espiritual do ser flui continuamente a energia mais elevada e mais radiante, penetrando no corpo espiritual. Uma vez que essa energia é transformada, de modo crescente, em freqüências mais baixas, ela também atravessa o corpo mental, emocional e etérico. Aumenta as vibrações desses corpos, de modo que os mesmos possam encontrar a forma mais alta de expressão no seu respectivo campo de ação. A absorção, a percepção e o uso consciente dessa energia dependem do desenvolvimento dos chakras.

Através do corpo espiritual, experimentamos a unidade interior com a vida. Ele nos une ao ser puro, divino, à fonte onmipresente, da qual se formavam e continuam se formando todas as manifestações da Criação. Partindo desse plano, temos o acesso interior a tudo o que existe na Criação.

O corpo espiritual é aquela parte divina no nosso interior que é imortal, e que continua existindo através de toda a evolução, enquanto os outros corpos mais sutis pouco a pouco se dissolvem, quando o homem evolui acima dos níveis da consciência, que tornam necessária a sua presença no plano terreno, astral e mental.

Somente através do corpo espiritual é possível reconhecer a Fonte e o objetivo da nossa existência e compreender o verdadeiro sentido da vida. Quando nos abrimos às suas vibrações, a nossa vida ganha uma qualidade totalmente nova. Nós somos conduzidos, em todos os nossos atos, pelo nosso Eu interior, e nossa vida expressa a sabedoria, a força, a felicidade e o amor que tudo envolve e que representa as características naturais do aspecto mais elevado do nosso ser.

A Tarefa e a Função dos Chakras

Neste capítulo, queremos transmitir-lhe as informações básicas mais importantes sobre o funcionamento dos chakras. A compreensão teórica desses inter-relacionamentos representa a base sobre a qual a ciência prática estrutura os chakras descritos neste livro. Os escritos antigos mencionam 88.000 chakras. Isso significa que, no corpo humano, quase não existe um ponto que não seja um órgão sensível para a recepção, transformação e transmissão de energias. A maior parte desses chakras, todavia, é muito pequena, e desempenha um papel secundário no sistema. Existem cerca de quarenta chakras complementares, aos quais é atribuído um significado maior. Desses, os mais importantes situam-se na região do baço, na nuca, na palma das mãos e na sola dos pés. Os sete chakras principais, que se encontram ao longo de um eixo vertical, na parte dianteira do tronco, são tão decisivos para o funcionamento das regiões fundamentais e mais importantes do corpo, da mente e da alma do homem que, a cada um, dedicamos um capítulo específico. Neles você poderá verificar quais os aspectos da mente e da alma que estão unidos a cada chakra, que regiões do corpo estão sob a sua influência, como os bloqueios se expressam em cada chakra, e muito mais.

Queremos primeiro descrever aqui as características comuns aos sete chakras. Seu lugar verdadeiro é no corpo etérico do homem. Os chakras assemelham-se a cálices de flores afunilados, com uma quantidade diferente de pétalas. Por esse motivo, no Oriente, também são chamados de Flores de Lótus. A subdivisão das flores em pétalas individuais é representada pelos nádis ou canais de energia, através dos quais as energias penetram nos chakras, de onde são conduzidas aos corpos mais sutis. Sua quantidade varia de quatro canais, no chakra raiz, até quase 1.000 canais de energia, no chakra coronal.

Da depressão que se nota no meio de cada cálice parte um outro canal que age como o talo da flor-chakra, até a coluna vertebral, e entra diretamente na mesma. Esse canal liga os chakras com o canal de energia mais importante, denominado *"Sushumna"*, que sobe pelo interior da coluna vertebral, prolongando-se até a cabeça, no chakra coronal.

Os chakras estão num permanente movimento circulatório. A essa característica devem a denominação *"ckakra"*, que em sânscrito significa "roda". O movimento circular dessas rodas faz com que a energia seja atraída para o interior dos chakras. Quando a rotação é ao contrário, a energia é irradiada pelos chakras.

Os chakras giram para a direita ou para a esquerda. Nesse sentido, distingue-se um princípio oposto no homem e na mulher, isto é, um aditamento na expressão das diversas energias, pois os mesmos chakras que no homem giram para a direita (no sentido horário), na mulher giram para a esquerda – e vice-versa. Cada volta para a direita é, na sua expressão, preponderantemente de qualidade masculina, e é chamada de "Yang" na doutrina chinesa, isto é, representa vontade e atividade e, na sua forma negativa, significa agressividade e violência. Cada volta à esquerda é denominada "Yin", representando a receptividade e a concordância e, na manifestação negativa, a fraqueza.

O sentido da rotação muda de um chakra para outro. Assim, o chakra básico do homem gira para a direita, expressa as características desse centro de modo mais ativo – no sentido da conquista e do domínio, no âmbito material e sexual. O primeiro chakra da mulher, entretanto, gira para a esquerda, o que a torna mais receptiva à força vivificante e criadora da Terra, que penetra através do centro da raiz. No segundo chakra, os indícios são alterados: a rotação para a direita, na mulher, demonstra mais força ativa na expressão das emoções, e a rotação para a esquerda, no homem, deixa-o assumir, nesse caso, uma atitude receptiva ou, freqüentemente, passiva. E assim continua: os movimentos para a direita e para a esquerda se alternam, caracterizando o homem e a mulher de modo diferente à complementação das energias em cada âmbito da vida.

O conhecimento sobre o sentido da rotação dos chakras pode ser incluído em algumas formas de terapia. Assim você pode aplicar, por exemplo, na aromaterapia, as essências aromáticas no sentido de uma dessas rotações, ou também desenhar, com pedras preciosas, o sentido de rotação dos centros energéticos.

Os chakras da maioria das pessoas têm uma extensão média de 10 cm. Em cada centro de energia encontram-se vibrações de todas as cores; todavia, apenas uma dessas cores predomina, a que corresponde à cor principal do respectivo

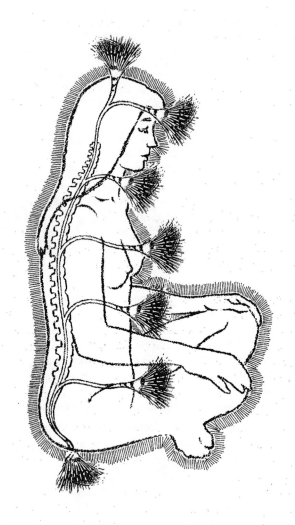

Esta figura mostra o perfil dos chakras afunilados, suas ligações com o canal principal na coluna vertebral, bem como sua posição fora do corpo humano.

chakra. Nas pessoas mais desenvolvidas, os chakras ocupam uma área maior, e a freqüência de suas vibrações aumenta. Suas cores também ficam mais claras e mais brilhantes.

O tamanho e o número de vibrações dos chakras determinam a quantidade e qualidade das energias por eles absorvidas das mais variadas fontes. São energias que se encontram no Cosmos, provenientes das estrelas, da natureza, da irradiação de todas as coisas e pessoas à nossa volta, de nossos diversos corpos etéricos, bem como também da fonte primária não manifestada de toda a existência. Essas energias são conduzidas aos chakras através dos nádis, mas também fluem diretamente nos chakras.

As duas formas de energia mais importantes e fundamentais são recebidas através do chakra da raiz e do chakra coronal. Entre esses dois chakras corre o Sushumna, ao qual estão ligados todos os centros de energia através dos seus "talos", e que os supre de energia vital. Trata-se do canal através do qual se processa a subida da chamada energia Kundalini, que se encontra "enrolada como uma cobra" no fim da coluna vertebral e cuja porta de entrada é o chakra raiz. A energia Kundalini representa a energia cósmica criadora, que na doutrina hindu também é conhecida como Shakti ou como a forma de expressão feminina de Deus. Esse aspecto ativo do Ser divino dá origem a todas as manifestações da Criação. Sua polaridade oposta é o aspecto puro, informe e repousante em si mesmo do Ser divino, a respeito do qual ainda entraremos em mais detalhes.

Na maioria das pessoas, a energia Kundalini flui apenas numa escala muito moderada através do Sushumna. Quando passa a ser despertada com o aumento do desenvolvimento consciente, ela sobe num fluxo crescente pelo canal da coluna vertebral, ativando os diversos chakras. Essa ativação proporciona uma expansão dos centros de energia e o aumento das suas freqüências. A energia Kundalini supre os chakras com a vibração de energia que capacita o homem, no decurso da sua evolução, a colocar aos poucos todas as suas habilidades e forças em ação nos diversos planos energéticos e materiais da Criação a fim de integrar essas forças à sua vida.

Com a subida da energia Kundalini, ela é transformada numa outra vibração em cada chakra, correspondendo à função de cada um. Essa vibração, no centro da raiz, é a mais baixa, e encontra no centro do vértice a sua mais alta expressão. As vibrações assim transformadas são conduzidas aos diversos corpos etéricos ou ao corpo físico, e são percebidas na forma de emoções, de pensamentos e de sentidos físicos.

No homem, a esfera de ação da energia Kundalini depende de quanto ele expandiu a sua consciência, nos diversos âmbitos da vida representados pelos chakras, e da existência nos chakras de bloqueios causados por esgotamento ou

25

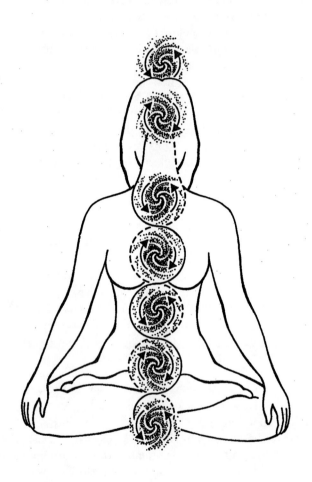

Sentido de rotação dos chakras, na mulher. A linha contínua, em ascensão sinuosa, simboliza *Pingala*, a força solar, enquanto a linha pontilhada representa *Ida*, a força lunar.

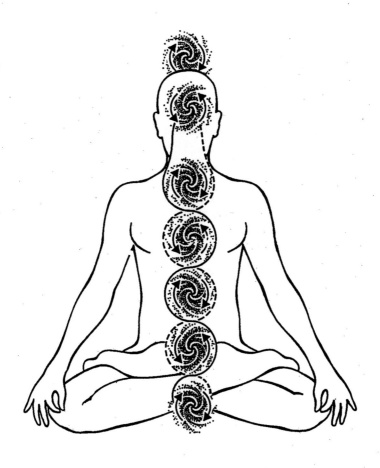

Sentido de rotação dos chakras, no homem. A linha contínua, em ascensão sinuosa, representa "Pingala", e a linha pontilhada simboliza "Ida".

experiências mal-assimiladas. Quanto mais consciente se estiver, tanto mais abertos e ativos são os chakras, de modo que a energia Kundalini possa penetrar num fluxo vigoroso e, quanto mais forte for esse fluxo, tanto mais ativos estarão os chakras, o que, por sua vez, proporciona o despertar de uma consciência maior. Desse modo, é criada uma circulação contínua de influências mútuas, tão logo tenhamos começado a desfazer nossos bloqueios, encetando o caminho do desenvolvimento consciente.

Além da energia Kundalini existe uma outra força que flui aos diversos chakras através do canal Sushumna, na coluna vertebral. É a energia do Ser divino puro, do aspecto não manifestado de Deus. Entra através do chakra coronário e faz com que o homem reconheça, em todos os níveis da vida, o aspecto existencial sem forma de Deus como a causa primária imutável que tudo permeia e que penetra toda e qualquer manisfestação. Essa energia presta-se de modo particular para a dissolução de bloqueios nos chakras. Na doutrina hindu, é conhecida como Shiva, a divindade que aniquila a ignorância e que, pela sua mera presença, proporciona uma transformação no sentido do divino.

Assim, Shiva e Shakti trabalham de mãos dadas para o desenvolvimento do homem como um todo. O princípio divino é integrado na nossa vida, em todos os níveis da existência.

Além do Sushumna existem dois outros canais de energia, que desempenham um papel bastante importante no sistema energético e que são chamados de Ida e Pingala, no sânscrito hindu. O Pingala funciona como condutor da energia solar, plena de incandescência e de estímulo. Esse canal começa no lado direito do chakra da raiz, e termina na parte superior da narina direita. O canal Ida é o portador da energia lunar, refrescante e tranqüilizadora. Esse canal começa no lado esquerdo do chakra da raiz e termina na narina esquerda. No seu caminho, do centro da raiz até o nariz, os dois nádis se enrolam no Sushumna.

Ida e Pingala têm capacidade de captar o prana diretamente do ar, através da respiração, e de expelir os tóxicos durante a exalação; com o Sushumna, representam os três canais principais no sistema de energia. Além disso, os chakras são supridos através de um grande número de nádis adicionais com energias dos chakras secundários e dos corpos mais sutis, que são retransmitidas aos corpos energéticos vizinhos.

Contudo, eles também absorvem, diretamente do meio ambiente, vibrações que correspondem às suas respectivas freqüências. Assim ligam-nos, através das suas várias funções, com os acontecimentos do nosso meio ambiente, da natureza e do universo, servindo de antenas para toda a esfera de ação das vibrações de energia. Podemos também considerar os chakras como órgãos de sentido mais sutis. Nosso corpo físico, com seus sentidos, é um veículo adaptado

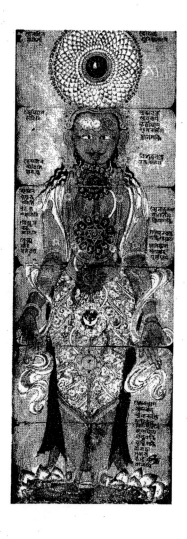

Esta representação do chakra, do Nepal, tem cerca de 350 anos. São reconhecíveis os sete chakras principais, em forma de flores de Lótus. Cada uma dessas flores-chakras representa um plano de consciência mais elevado, crescendo de baixo para cima. Também os canais de energia mais importantes, Sushumna, Ida e Pingala, são reconhecíveis. (Guache sobre papel.)

às leis da vida no nosso planeta, com o auxílio do qual nos orientamos no âmbito externo da vida mas, ao mesmo tempo, podemos tornar reais nossos valores e percepções interiores nesta Terra. Os chakras servem como receptores de todas as vibrações de energia e informações que ultrapassam a esfera física. São aberturas que nos ligam com o mundo ilimitado das energias mais sutis.

Os chakras também irradiam energias diretamente no meio ambiente, alterando, desse modo, a atmosfera ao nosso redor. Através deles, podemos emitir vibrações de cura, bem como mensagens conscientes ou inconscientes, e influenciar pessoas, situações e até a matéria, tanto no sentido positivo como no negativo.

Para experimentar a plenitude interior e, com ela, a força, a criatividade, a compreensão, o amor e a felicidade, todos os chakras devem estar abertos e trabalhar em harmonia uns com os outros. Isso, todavia, ocorre com poucas pessoas. Em regra, cada chakra é ativado de uma maneira diferente; na maioria dos casos, isso acontece somente com os dois chakras inferiores. Nas pessoas que têm um status social elevado, ou que de alguma forma exercem grande influência, o chakra do plexo solar é desproporcionalmente ativo. Existem, nesse caso, quaisquer combinações possíveis de chakras abertos, bloqueados ou unilateralmente acentuados. Esses valores também variam no decurso da vida, visto que em períodos diferentes, outros temas se tornam importantes.

Assim sendo, o conhecimento dos chakras poderá ser de uma ajuda inestimável para a sua auto-avaliação, e levar você rumo ao caminho para a exploração de todas as suas faculdades latentes, bem como para proporcionar-lhe uma vida de máxima plenitude e alegria.

Os Ciclos do Desenvolvimento Humano sob a Luz da Doutrina dos Chakras

Tudo o que existe no universo está sujeito a ritmos e ciclos bastante específicos. Isso se inicia no nível atômico e prolonga-se por todas as formas de existência na totalidade da Criação. No nosso batimento cardíaco e na respiração, na mudança rítmica do dia e da noite, nas estações do ano, e até no movimento predeterminável das estrelas, podemos reconhecer leis rítmicas fixas. Também no desenvolvimento dos seres animados podemos constatar ciclos recorrentes. Assim observamos, por exemplo, numa planta, primeiro o aparecimento do embrião; seguem-se então as folhas, o botão, a flor e, mais tarde, o fruto. Sempre é mantida uma seqüência bastante precisa de níveis de desenvolvimento, que não podem ser permutados à vontade: assim, é bastante evidente que também o homem, como ser espiritual num corpo material, se desenvolva de acordo com certas leis periódicas. Ele não se torna apenas mais idoso a cada dia, nem aumenta apenas suas capacidades e experiências, mas seu desenvolvimento acontece em ciclos de evolução mental-espiritual bastante específicos. Os assuntos não têm a mesma importância em cada época da vida e, ao considerar esse fato com mais atenção, podemos observar que a "mãe-natureza", em determinados períodos, nos coloca diante de tarefas muito específicas, cuja solução deverá ocorrer exatamente nessa época. Se bem que esses problemas possam surgir sempre com "vestimentas" diferentes, podemos afirmar, de modo geral, que somente podemos desenvolver estas capacidades ao máximo em determinados períodos da vida. É difícil recuperar, por exemplo, aos 25 anos de idade, um desenvolvimento que negligenciamos aos 5 ou aos 12 anos. Acontece dessa maneira, que a estrutura da vida de certas pessoas está constantemente oscilando, uma vez que na infância e na juventude certas experiências não foram feitas, ou alguns talentos não foram suficientemente desenvolvidos.

O conhecimento sobre os ciclos da vida não é novo; só que se perdeu. Alguns caminhos doutrinários espirituais, todavia, ainda incluem esse conhecimento na evolução do ser humano como um todo. Nos círculos antroposóficos, principalmente na pedagogia de Waldorf, conhece-se, por exemplo, bastante sobre esses relacionamentos, e os planos de ensino foram convenientemente elaborados de acordo com os ciclos de desenvolvimento naturais, interiores, das crianças, de modo humanamente justo. O fundador do movimento antroposófico, Rudolf Steiner, deixou uma volumosa obra póstuma sobre o assunto (p. ex. o livro: *Sobre o Decurso da Vida Humana*). Nos ensinamentos antroposóficos reconhecemos um curso de vida nitidamente articulado, que transcorre em fases rítmicas, e que se divide em "heptadas". Torna-se bastante evidente que o tempo encerra em si mesmo qualidades distintas; por exemplo: em determinados períodos da sua vida, o homem está, por assim dizer, diferentemente "aberto" a certas influências e experiências e, com isso, "maduro" para passos de desenvolvimento bastante específicos.

O interessante é que essa compreensão se ajusta perfeitamente ao conhecimento das funções do nosso sistema de chakras. Assim percorremos, começando pelo centro básico, um chakra a cada sete anos, cujas características, nesse período, se tornam o assunto fundamental da nossa vida. Ao mesmo tempo, esse período se divide em sete tópicos principais adicionais, respectivamente de um ano cada um, e que também se iniciam no chakra da base, percorrendo, ano por ano, um outro dos sete chakras.

Depois disso, começa um novo ciclo de sete anos, dessa vez, todavia, com o padrão do segundo chakra como base. Assim, percorremos ano a ano um novo nível de desenvolvimento, que dá ênfase ao assunto fundamental dos sete anos, mais os sete tópicos principais de cada ano. Depois dos trinta e cinco anos, chegamos quase à metade de nossa vida. Depois dos quarenta e nove, terminamos um ciclo. Inicia-se, então, aos 50 anos de idade, uma parte inteiramente nova. Temos, realmente, a chance de começar mais uma vez desde o início, porém, numa "oitava superior" de desenvolvimento. Depois dos cinqüenta anos existem também, por sua vez, passos de aprendizagem bastante especiais, que devem ser cumpridos. Desse modo, algumas pessoas terminam, aos 98 anos de idade, o segundo grande percurso através dos ciclos de desenvolvimento humano.

A cada ano, aguarda-nos um novo tópico principal, e a cada sete anos, um novo tema básico, sendo que os temas se completam mutuamente, da melhor forma possível. O conhecimento do significado e da tarefa de cada chakra indica-nos o caminho a seguir, em cada ano, para conseguirmos o máximo de desenvolvimento. Além disso, permite-nos compreender mais profundamente o desenvolvimento de nossos filhos, para proporcionar-lhes sempre justamente aquele tipo de dedicação e estímulo que lhes é mais valioso numa determinada época.

Também no nível material ocorre uma mudança em ritmo de sete anos. Talvez o leitor já tenha ouvido falar da prova biológica de que o nosso corpo se renova totalmente a cada sete anos. Depois de sete anos, todas as células do corpo foram substituídas por novas e, do ponto de vista físico, somos uma pessoa totalmente nova. Todavia, quando se nota que no plano psíquico pouco foi alterado, nesses sete anos, então isso se deve ao fato de que o nosso corpo emocional está carregado com padrões semelhantes aos do início desse período de tempo. Contudo, também pode acontecer que você encontre uma pessoa, depois de muito tempo, e verifique, com bastante surpresa, que ela deu um enorme passo em seu desenvolvimento. Essa mudança fundamental é absolutamente possível no decorrer de um período de sete anos.

Assim sendo, desejamos transmitir-lhe, nas páginas que se seguem, uma demonstração resumida, em forma de tabela, daquilo que o ser humano deve experimentar em cada ano de vida e, de um modo geral, o tipo de influências a que ele é particularmente vulnerável. No próximo capítulo, daremos alguns exemplos detalhados sobre o assunto.

Os ciclos do desenvolvimento humano sob a luz da doutrina dos chakras
Do 1º ao 49º ano de vida

	Tópico principal para um ano, respectivamente						
Assunto fundamental para cada sete anos	1º Chakra Energia vital primária, confiança primária, relacionamento com a Terra e com o mundo material, estabilidade, persistência.	2º Chakra Emoções primárias; fluir com a vida, sensualidade, erotismo, criatividade, admiração e entusiasmo.	3º Chakra Desdobramento da personalidade, assimilação de emoções e experiências, formação do ser, influência e poder, força e plenitude, sabedoria resultante da experiência.	4º Chakra Desdobramento das qualidades do coração, amor, compaixão, compartilhar, forte colaboração, abnegação, dedicação, cura.	5º Chakra Comunicação, auto-expressão criativa, franqueza, amplitude, independência, inspiração, acesso aos níveis mais sutis do ser.	6º Chakra Funções de compreensão, Intuição, Desenvolvimento dos sentidos interiores, força espiritual, projeção da vontade, manifestação.	7º Chakra Realização, compreensão máxima através da visão interior direta, união com o Divino, consciência universal.
1º Chakra: 1º-7º ano de vida. Energia vital primária, confiança primária, relacionamento com a Terra e o mundo material, estabilidade, persistência.	1º ano de vida	2º ano de vida	3º ano de vida	4º ano de vida	5º ano de vida	6º ano de vida	7º ano de vida
2º Chakra: 8º-14º ano de vida. Emoções primárias, fluir com a vida, sensualidade, erotismo, criatividade, admiração e entusiasmo.	8º ano de vida	9º ano de vida	10º ano de vida	11º ano de vida	12º ano de vida	13º ano de vida	14º ano de vida

3º Chakra: 15º-21º ano de vida. Desdobramento da personalidade, assimilação de emoções e experiências, formação do ser, influência e poder, plenitude, sabedoria resultante da experiência.	15º ano de vida	16º ano de vida	17º ano de vida	18º ano de vida	19º ano de vida	20º ano de vida	21º ano de vida
4º Chakra: 22º-28º ano de vida. Desdobramento das qualidades do coração, amor, compaixão, compartilhar, forte colaboração, abnegação, dedicação, cura.	22º ano de vida	23º ano de vida	24º ano de vida	25º ano de vida	26º ano de vida	27º ano de vida	28º ano de vida
5º Chakra: 29º-35º ano de vida. Comunicação, auto-expressão criativa, franqueza, amplitude, independência, inspiração, acesso aos níveis mais sutis do ser.	29º ano de vida	30º ano de vida	31º ano de vida	32º ano de vida	33º ano de vida	34º ano de vida	35º ano de vida
6º Chakra: 36º-42º ano de vida. Funções de compreensão, intuição, desenvolvimento dos sentidos interiores, força espiritual, projeção da vontade, manifestação.	36º ano de vida	37º ano de vida	38º ano de vida	39º ano de vida	40º ano de vida	41º ano de vida	42º ano de vida
7º Chakra: 43º-49º ano de vida. Realização, compreensão máxima através da visão interior direta, união com o Divino, consciência universal.	43º ano de vida	44º ano de vida	45º ano de vida	46º ano de vida	47º ano de vida	48º ano de vida	49º ano de vida

Os ciclos de desenvolvimento humano sob a luz da doutrina dos chakras
"Oitava Superior" 50º ao 98º ano de vida

Tópico principal para um ano, respectivamente							
Assunto fundamental para cada sete anos.	1º Chakra Energia vital primária, confiança primária, relacionamento com a Terra e o mundo material, estabilidade, persistência.	2º Chakra Emoções primárias; fluir com a vida, sensualidade, erotismo, criatividade, admiração e entusiasmo.	3º Chakra Desdobramento da personalidade, assimilação de emoções e experiências, formação do ser, influência e poder, força e plenitude, sabedoria resultante da experiência.	4º Chakra Desdobramento das qualidades do coração, amor, compaixão, compartilhar, forte colaboração, abnegação, dedicação, cura.	5º Chakra Comunicação, auto-expressão criativa, franqueza, amplitude, independência, inspiração, acesso aos níveis mais sutis do ser.	6º Chakra Funções de compreensão, Intuição, Desenvolvimento dos sentidos interiores, força espiritual, projeção da vontade, manifestação.	7º Chakra Realização, compreensão máxima através da visão interior direta, união com o Divino, consciência universal.
1º Chakra: 50º-56º ano de vida. Energia vital primária, confiança primária, relacionamento com a Terra e o mundo material, estabilidade, persistência.	50º ano de vida	51º ano de vida	52º ano de vida	53º ano de vida	54º ano de vida	55º ano de vida	56º ano de vida
2º Chakra: 57º-63º ano de vida. Emoções primárias; fluir com a vida, sensualidade, erotismo, criatividade, admiração e entusiasmo.	57º ano de vida	58º ano de vida	59º ano de vida	60º ano de vida	61º ano de vida	62º ano de vida	63º ano de vida

3º Chakra: 64º-70º ano de vida. Desdobramento da personalidade, assimilação de emoções e experiências, formação do ser, influência e poder, força e plenitude, sabedoria resultante da experiência.	64º ano de vida	65º ano de vida	66º ano de vida	67º ano de vida	68º ano de vida	69º ano de vida	70º ano de vida
4º Chakra: 71º-77º ano de vida. Desdobramento das qualidades do coração, amor, compaixão, compartilhar, forte colaboração, abnegação, dedicação, cura.	71º ano de vida	72º ano de vida	73º ano de vida	74º ano de vida	75º ano de vida	76º ano de vida	77º ano de vida
5º Chakra: 78º-84º ano de vida. Comunicação, auto-expressão criativa, franqueza, amplitude, independência, inspiração, acesso aos níveis mais sutis do ser.	78º ano de vida	79º ano de vida	80º ano de vida	81º ano de vida	82º ano de vida	83º ano de vida	84º ano de vida
6º Chakra: 85º-91º ano de vida. Funções de compreensão, intuição, desenvolvimento dos sentidos interiores, força espiritual, projeção da vontade, manifestação.	85º ano de vida	86º ano de vida	87º ano de vida	88º ano de vida	89º ano de vida	90º ano de vida	91º ano de vida
7º Chakra: 92º-98º ano de vida. Realização, compreensão máxima através da visão interior direta, união com o Divino, consciência universal.	92º ano de vida	93º ano de vida	94º ano de vida	95º ano de vida	96º ano de vida	97º ano de vida	98º ano de vida

Na antiguidade, o número 7 era freqüentemente usado como símbolo de realização, de plenitude e de perfeição (espiritual). Era considerado sagrado em muitas culturas; por isso, ainda hoje, ele é encontrado em muitas escrituras sagradas, em mitos e em histórias infantis. Também nossas semanas decorrem num ritmo de sete. Esse é o ritmo básico menor, sempre repetido, da nossa existência. Mao Tse Tung, o grande líder revolucionário chinês, tentou substituir, no âmbito da revolução cultural, a semana de 7 dias por uma de 10 dias. Passado pouco tempo, ocorreram casos agravantes de falta ao trabalho, motivados por doenças, e a China voltou à semana de 7 dias.

A algumas pessoas poderá interessar saber que, já antes do nascimento, atravessamos vários estágios de chakras. Esse desenvolvimento, todavia, ocorre em seqüência inversa, iniciando-se no chakra coronário, através do qual, durante toda a gestação, penetram fluxos energéticos de luz no embrião. Depois da formação dos chakras da testa, da nuca, do coração, do plexo solar e do sacro, desenvolve-se finalmente, por volta do término da gravidez, o chakra da raiz. O novo ser humano adquire com isso sua ligação terrena, estando pronto para entrar na nossa atmosfera.

Você poderá aceitar ou não essas leis, mas as forças universais, que estão por detrás de tudo, não serão influenciadas. Somos livres em todas as nossas decisões; porém, vivemos sempre de acordo com certas normas convenientes. Assim, cabe a nós decidir como lidar com esse conhecimento.

Nota: Ao ler as tabelas dos ciclos de desenvolvimento humano, lembre-se sempre de que está vivendo no 25º ano de vida quando, por exemplo, estiver com 24 anos de idade, ou que está ingressando no 39º ano de vida, mesmo que tenha acabado de completar 38 anos de idade, etc.

A Formação de Bloqueios nos Chakras

Segundo a nossa verdadeira natureza, somos unos com a força que se manifesta nas infindavelmente variadas vibrações e leis, nas cores e formas, nos odores e sons de toda a Criação. Não somos separados de nada. O cerne mais profundo do nosso ser vive numa inseparável unidade com o Ser absoluto, imutável, onipresente, que denominamos Deus, que criou e permeia todas as esferas da existência relativa. Esse Ser puro e ilimitado é, na sua natureza, a bem-aventurança.

Tão logo o oceano calmo e repousante em si mesmo do Ser divino se eleva em ondas de alegria, inicia-se a dança da Criação, da qual também nós somos uma forma de expressão, e da qual podemos compartilhar, através dos nossos corpos etéricos e do corpo físico, em todos os níveis.

A consciência da unidade, todavia, foi perdida no momento 'em que começamos a confiar somente nas informações que nos atingem através dos sentidos físicos e do raciocínio lógico, para esquecermos, desse modo, nossa origem e nossa base divina. Uma separação aparente aconteceu depois da nossa primeira experiência do medo. Perdemos a sensação da realização interior e da segurança na vida, e começamos a procurá-las no mundo exterior. Todavia, o anseio pela realização plena foi frustrado outra vez. Essa experiência deu origem ao medo de novas desilusões. Esquecemos, também, que nunca poderemos ser extintos, já que a morte é apenas uma alteração da forma exterior.

O medo provoca sempre um retraimento, uma contração e, com isso, um espasmo ou bloqueio que, por sua vez, reforça o sentimento de separação, deixando que o medo continue crescendo. Sair desse círculo infernal, e recuperar a unidade perdida, é o objetivo declarado de quase todos os caminhos espirituais do Oriente e do Ocidente.

Os chakras são os pontos do sistema energético do ser humano nos quais os bloqueios atemorizantes se fixam de modo prioritário. Outros bloqueios são encontrados também ao longo dos nádis. Essas contrações, tornadas permanentes, fazem com que as energias vitais não fluam mais livremente, não suprindo

39

mais os diversos corpos com aquilo de que necessitam a fim de refletir e manter a consciência da unidade. Quando a experiência da separação, do abandono, do vazio interior e do medo mortal nos incita a procurar no mundo exterior aquilo que podemos encontrar apenas no cerne mais interior do nosso ser, tornamo-nos dependentes do amor e do reconhecimento de outras pessoas, de prazeres sensuais, do sucesso e das posses materiais. Em vez de enriquecer a nossa vida, essas coisas se transformam em necessidades com as quais tentamos preencher o vazio. Caso as percamos, ficamos subitamente diante do nada, e o leve sentimento de medo, que aflige quase todas as pessoas, surge de novo à nossa frente. E, naturalmente, são as outras pessoas que nos tomam aquilo que, evidentemente, necessitamos para a nossa realização e contentamento. Esquecemos que somos todos da mesma origem, no Ser divino, e que estamos ligados uns aos outros neste plano. Em vez de amar nossos semelhantes, começamos a considerá-los como competidores, ou mesmo como inimigos. Finalmente, julgamos que nos devemos proteger, que não devemos deixar que certas pessoas, situações ou informações nos alcancem, ou que não devemos deixar que nos influenciem. Recolhemos nossas antenas receptoras para não precisar enfrentar provocações e, com isso, criamos uma nova contração e bloqueio em nossos chakras.

A necessidade de reconhecimento, por parte de nossos semelhantes ou de um grupo ao qual nos sentimos ligados, é, no entanto, tão forte, que estamos dispostos a ajustar a nossa vida, de modo amplo, de acordo com a concepção de certas pessoas chegadas a nós ou segundo as regras sociais de uso comum, que estamos dispostos a reprimir nossos sentimentos espontâneos, tão logo não se enquadrem mais nas expectativas ou convenções. Isso só é possível se contrairmos nossos chakras tão firmemente a ponto de nenhuma emoção descontrolada poder passar por esse filtro. Ocorre um congestionamento de energia no respectivo chakra. Uma vez que as energias não podem ser irradiadas na sua forma original, tornam-se distorcidas, rompem a barreira, descarregando-se de modo inconveniente, em forma de emoções fortes, freqüentemente negativas, ou de um impulso exagerado de atividade.

Essa é uma reação do tipo Yang sobre o bloqueio. Todavia, uma vez que ela ainda acarreta uma expressão das energias, poderá haver um fluxo adicional de novas energias, se bem que sejam descarregadas sempre na mesma maneira desproporcional.

Ao contrário, uma reação do tipo Yin sobre o bloqueio dos chakras manifesta-se em forma de retenção quase total das energias, fazendo com que o fluxo energético seja consideravelmente paralisado, uma vez que não há mais espaço para energias adicionais. A conseqüência disso é o suprimento insuficiente de força vital e uma fraqueza na expressão do respectivo chakra. Os efeitos dessa deficiência, bem como da sobrecarga dos chakras, você poderá encontrar nos capítulos dedicados a cada chakra. Ali daremos algumas diretrizes gerais, das quais suas reações individuais poderão se desviar em alguns pontos, pois são determinadas, em última análise, pelas experiências que deram origem ao bloqueio e que estão armazenadas no corpo emocional e, em menor proporção, no corpo mental.

Essas experiências acumuladas não são deixadas para trás com a morte física. São levadas de uma encarnação para a próxima, até que as tenhamos assimilado no decorrer do nosso desenvolvimento. Elas determinam, de modo substancial, as circunstâncias do nosso renascimento e os eventos que atraímos inconscientemente em nossa nova vida, através da irradiação do nosso corpo emocional.

Mesmo assim, temos a possibilidade, em cada vida, de dissolver nossas estruturas emocionais rapidamente já na infância. No recém-nascido, o sistema energético inteiro ainda é totalmente transparente e aberto. Isso significa que, em princípio, a cada alma nascida de novo é dada uma nova oportunidade de uma vida plena. Todavia, significa também que ela está aberta a todas as vibrações e experiências e, com isso, a todo tipo de impregnação.

O recém-nascido não pode ajudar conscientemente na formação da sua vida, e ainda não pode relacionar suas experiências. Assim sendo, é inteiramente dependente da afeição e do cuidado dos adultos. Ele tem sua grande chance, assim como os pais têm uma grande tarefa.

Nas páginas seguintes, descreveremos os tipos de influência de que uma criança necessita nos primeiros anos de vida para poder desenvolver-se da melhor forma possível, para poder evitar novos bloqueios e dissolver estruturas antigas.

Na nossa época, muitas almas altamente desenvolvidas aguardam um casal de pais adequado no qual possam encarnar, sem acumular bloqueios desnecessários que dificultem o cumprimento de sua missão na terra. Outras almas desejariam reencarnar neste nosso tempo de transformação pelo fato de dificilmente poder haver outra oportunidade igual para aprender e crescer.

O conhecimento apresentado a seguir poderá tornar-se uma ajuda aos futuros pais, a fim de proporcionarem a uma alma, que deseja vir a eles como filho, as melhores possibilidade iniciais em sua vida. Contudo, poderá também ajudar a cada um de nós a compreender melhor a sua própria "história dos bloqueios" e, com base nisso, saber lidar com ela mais facilmente.

Já no ventre materno poderão originar-se inícios de bloqueios no sistema energético, quando o ser em evolução é rejeitado ou quando a mãe está continuamente sob tensão, pois o feto vivencia e sente o seu mundo, em grande parte, através da mãe. A dedicação amorosa ao pequeno ser no ventre materno suprirá seu sistema energético com vibrações nas quais se sente inteiramente bem e protegido. Quando a mãe atravessa os meses da gravidez como um período de felicidade e realização, terá criado as melhores condições de vida possíveis para que o seu filho utilize inteiramente o seu potencial em forma de ventura e criatividade.

A pedra fundamental na vida de cada pessoa é a hora do nascimento. A experiência do nascimento pode marcar-nos, dependendo da situação, durante a vida inteira, e pode determinar se consideramos o mundo como um lugar amistoso e agradável, ou como um lugar duro, insensível e frio. Com o parto, a criação deixa totalmente a proteção física que a mãe lhe proporcionou durante os primeiros nove meses de sua existência terrestre, passados num estado feliz de ausência de tempo e de peso, sendo alimentada e protegida. Contudo, o pequeno ser está preparado para o nascimento e curioso por ver o mundo. Desse modo, o parto natural, no qual a mãe e a criança não tenham sido enfraquecidos por medicamentos, representa, sem dúvida, um grande trabalho e esforço, mas nenhum choque para a criança. Todavia, aquilo para o que a criança não está preparada, de modo algum, é a separação da mãe imediatamente depois do nascimento. Enquanto ainda sente o corpo vibracional da mãe, no qual confia e ainda está aninhado nas familiares vibrações energéticas de sua aura, a criança está disposta a se abrir, plena de confiança, às novas experiências.

Além do mais, o contato físico com a mãe imediatamente após o parto proporciona entre mãe e filho uma profunda ligação que nos meios profissionais é conhecida como vínculo amoroso. Um fluxo de sentimentos de amor, de energia emocional positiva, flui automaticamente e sem esforço consciente da mãe para o recém-nascido, e não é interrompido enquanto seu corpo sente a criança ou quando essa permanece, pelo menos, na sua aura emocional. Esse fluxo impregna o pequeno ser de confiança e alegria. É interessante notar que os pais também desenvolvem um contato mais íntimo e uma compreensão mais intuitiva com o filho quando se dispõem a presenciar o nascimento, quando tiram e acariciam o filho logo após o nascimento.

Todavia, quando o recém-nascido logo é afastado da mãe, ele sente a profunda dor da separação e da solidão. Enquanto a mãe, nessa separação, continuar enviando conscientemente ao recém-nascido suas emoções e sentimentos de amor, o contato ainda permanece, e a criança não é totalmente afastada do suprimento energético da mãe. Todavia, quando ela logo se dedica a outros assuntos, ou quando está cansada ou anestesiada devido a medicamentos, esse contato também é interrompido.

O pequeno ser sente o seu desamparo num mundo desconhecido e frio, no qual se vê totalmente abandonado, sem a presença protetora e carinhosa da mãe. Essa experiência é tão impressionte que o sistema de energia da criança, via de

42

regra, não é capaz de assimilar os sentimentos atemorizantes, causando uma profunda comoção que tem como conseqüência um primeiro bloqueio das energias.

Esse bloqueio ocorre primordialmente na região do chakra da raiz. No capítulo anterior, descrevemos os ritmos da vida à luz da doutrina dos chakras. Na tabela ali anexa, você pôde observar que no primeiro ano de vida, tanto nos assuntos que continuam interessando até os sete anos, quanto no que diz respeito ao que acontece só durante o primeiro ano, são envolvidas as energias do chakra da raiz. Além do domínio do mundo físico e material, que atinge o seu auge com o andar ereto, por volta do fim do primeiro ano de vida, está em primeiro plano, nesse período, a formação da confiança original. Essa confiança constitui a base para o desdobramento completo e destemido de todas as possibilidades latentes do homem. Além disso, todos os outros centros são supridos de energia vital do chakra da raiz, através da energia Kundalini. Dessa maneira, o bloqueio do chakra básico afeta todo o sistema de energia. Não é por coincidência que a psicologia considera o primeiro ano de vida de uma pessoa como o mais importante.

Nessa época, na qual a criança coleciona primordialmente experiências através do corpo físico, ela necessita, sobretudo, do contato físico com a mãe, por vezes também com o pai ou com outras pessoas íntimas.

Nessa idade, a criança ainda não tem noção de tempo. Se chorar, por motivo de solidão ou de fome, não sabe se essa situação alguma vez terá um fim e entra facilmente em desespero. Do contrário, se o seu anseio for prontamente atendido, forma-se nela a confiança de que esta terra supre seus filhos com tudo aquilo de que necessita para a manutenção do corpo e para a satisfação das carências físicas. A criança pode se abrir, tanto no plano físico como no etérico, às energias nutrientes e protetoras que o nosso planeta-mãe mantém à nossa disposição.

Quase todos os povos indígenas têm um conhecimento intuitivo desses relacionamentos. Eles carregam os filhos até a idade de engatinhar sempre junto ao corpo, num pano, e também não os deitam para que durmam porque o balanço constante do corpo da mãe já os faz adormecer. Quando a criança começa a engatinhar, põem-na de pé sempre que a criança assim o deseje. À noite, as crianças são deitadas junto do corpo da mãe e, sempre que sentem fome, o seio está bem perto. Os olhos brilhantes e o rosto satisfeito desses pequenos seres felizes falam por si. As crianças desses povos raramente choram e bem cedo estão dispostas a assumir suas responsabilidades sociais.

Se uma mãe da nossa cultura se dedicasse dessa maneira ao filho no primeiro ano de vida, colocando em segundo plano suas próprias necessidades, teria proporcionado o melhor apoio para a vida da criança. Julgamos que esse investimento realmente vale a pena. O fluxo automático de amor e alegria pelo constante contato físico entre mãe e filho é uma rica compensação para todas as pequenas coisas de que ela, nesse tempo, se privou.

Quando a criança perde os sentimentos de confiança primária, de segurança, de satisfação e de proteção, ela os procurará cada vez mais no âmbito exterior e material, à medida que vai crescendo. Formará relacionamentos com coisas e não com pessoas. Isso se inicia com os animaizinhos de colo, que têm de substituir a presença e o calor dos adultos. Mais tarde, pede sempre novos brinquedos e guloseimas, na procura inconsciente de algo que afasta esse sentimento leve e angustiante do vazio. E, como adulto, são os vestidos bonitos, o automóvel, os móveis, e talvez a própria casa, bem como a posição profissional ou social, aspectos aos quais a maioria das pessoas prende o seu coração, na esperança de recuperar o sentimento de segurança e satisfação perdido na infância. Nossa sociedade de consumo não poderia existir sem essas necessidades insatisfeitas da maioria de seus membros.

Todavia, é crescente o número de pessoas que reconheceram que a experiência da proteção e satisfação interior não pode ser tentada através de bens materiais. Iniciam uma busca interior, e aqui está realmente a única chance de reencontrar o paraíso perdido, que a maioria de nós abandonou com o nascimento.

No segundo ano de vida, é acrescentado ao assunto fundamental do chakra da raiz, que se estende pelos primeiros sete anos de vida, um novo tópico principal, que dura um ano. A criança em desenvolvimento entra em contato com as energias do segundo chakra. O toque afetuoso, o afago e as carícias crescem de importância, indo além do simples contato físico. A criança começa a descobrir sua sensualidade e a perceber e expressar melhor suas impressões e emoções. Agora também aparecem, aos poucos, os conteúdos do corpo emocional, trazidos de uma vida anterior. São inicialmente as estruturas emocionais mais necessárias que a criança vivencia no segundo ano de vida.

Torna-se importante agora que os pais não tentem impor uma determinada postura à criança, pois, de outro modo, ela começa a reprimir emoções, e a se endurecer, de certa forma. Por outro lado, quando a criança aprende a simplesmente viver suas emoções, a aceitar a sua existência e a lidar com elas alegremente, ela pode em tempo dissolver todos os padrões emocionais negativos.

Os pais deveriam compreender que uma criança, nessa idade, não pode expressar nenhuma negatividade. Se estiver zangada, isso acontecerá apenas pelo fato de um desejo natural seu não ter sido atendido. Os gritos raivosos ou os gestos recalcitrantes eliminam o bloqueio que se formou, deixando a criança livre. Todavia, para a maioria dos pais, torna-se difícil aceitar inteiramente o filho na sua expressão emocional, uma vez que não estão satisfeitos nem consigo mesmos. Eles gostam do filho quando faz isso e deixa de fazer aquilo e, dessa forma, transmitem-lhe a seguinte mensagem: "Assim como você é, não é suficientemente bom."

A criança percebe a posição crítica dos pais e, uma vez que não quer perder o seu amor, reprime os aspectos indesejados de si mesma. Isso tem como conseqüência uma profunda alteração energética. Caso, além disso, falte o estímulo espiritual, ocorre uma falta de confiança essencial na esfera emocional, e o chakra do sacro fica bloqueado.

Fica difícil, então, para o adulto, aceitar e expressar suas emoções naturais. Para sentir algo, ele precisa de estímulos grosseiros e sensuais, e desenvolve a tendência de considerar os outros como objetos que o satisfaçam.

O terceiro ano de vida faz com que o pequeno ser humano entre em contato com as energias do chakra do plexo solar. A expressão emocional torna-se mais diferenciada, e as características que apresentamos em relação ao segundo ano de vida tornam-se agora mais pronunciadas. A criança agora quer ver a si mesma como uma personalidade independente, conhecer sua influência e sempre repetir "não" para ver o que acontece.

Quando existe uma luta pelo poder entre os pais e a criança, devido ao fato de os pais julgarem que só podem educar o filho impondo-lhe suas vontades, essa disputa atinge o seu ponto mais alto no terceiro ano de vida. Se a criança agora, no despertar da sua personalidade, não se sentir amada e aceita, as energias do chakra do plexo solar ficam bloqueadas. Como adulta, falta-lhe então a confiança e a coragem de viver sua personalidade individual, de pautar sua existência pelos seus próprios conceitos e de aprender também com as experiências negativas. Em vez disso ela ajustar-se-á ou tentará controlar o seu mundo.

Assim continua a viagem do pequeno ser humano através das energias dos diversos chakras. Todavia, basta de exemplos. Através da exposição dos ciclos de vida e da descrição dos respectivos chakras você pode facilmente traçar a continuação desse caminho.

Em todas essas situações, deveríamos considerar sempre que fomos nós que escolhemos as circunstâncias do nosso renascimento. Reencarnamos junto a um determinado casal para sermos lapidados, para colher experiências necessárias à alma, para que esta consiga se desenvolver no sentido da perfeição.

Talvez poucos de nós tenham nascido de pais com profunda compreensão e amor desinteressado sob cujas mãos afetuosas e experientes os últimos bloqueios limitadores do corpo emocional tenham sido eliminados. Isso não significa outra coisa a não ser que, nesta vida, é nossa tarefa e intenção desenvolver em nós mesmos aquele amor compreensivo que dissolve os blo-

45

queios no nosso interior e que libera os aspectos indesejados e reprimidos da nossa alma. Sem que se dêem conta disso, nossos pais são os primeiros mestres que, pela sua conduta, apontam nossas fraquezas, de modo que, através da dor e do sentimento de carência, finalmente procuremos caminhos para recuperar a integridade interior. Posteriormente, essa tarefa é assumida por outras pessoas e situações da vida que atraímos inconscientemente, e que nos servem como espelho para aqueles aspectos da alma que escondemos na região sombria da nossa psique.

No próximo capítulo já queremos mostrar-lhe as possibilidades que poderão ajudá-lo a dissolver os bloqueios dos chakras e a reencontrar a emoção da unidade interior.

A Dissolução dos Bloqueios

Existem basicamente dois caminhos para influenciar nossos chakras no sentido de liberação e harmonização. O primeiro caminho consiste em expor os chakras a vibrações de energia aproximadas às freqüências nas quais vibra, por natureza, um chakra harmônico e livre de bloqueios. Essas vibrações energéticas são encontradas, por exemplo, nas cores puras e brilhantes, em pedras preciosas, em sons e óleos aromáticos, bem como nos elementos e nas diversas formas de expressão da natureza. Descrevemos a aplicação prática desses meios nos capítulos deste livro dedicados à terapia.

Tão logo surjam em nossos chakras freqüências mais elevadas e puras do que as atualmente existentes, elas começam a vibrar com mais rapidez, e as freqüências mais lentas dos bloqueios dissolvem-se progressivamente. Novas energias vitais poderão então ser absorvidas pelos centros de energia e transmitidas sem empecilhos aos corpos etéricos. É como se uma brisa refrescante passasse pelo nosso sistema energético. O prana que aflui carrega o corpo etérico que, por sua vez, transmite a energia ao corpo físico. Ele penetra no corpo emocional e no mental, com o que também ali se inicia a liberação dos bloqueios, uma vez que suas vibrações são mais lentas do que as da energia afluente. Finalmente, os nádis do sistema energético inteiro são carregados de energia vital, e o corpo, a mente e a alma começam a vibrar mais intensamente, irradiando saúde e alegria.

Quando, durante o processo de purificação e limpeza, as energias bloqueadas são liberadas, seus conteúdos entram mais uma vez na nossa consciência. Com isso, podemos novamente vivenciar as mesmas impressões que originaram os bloqueios – nossos temores, nossa ira e nossas dores. Doenças físicas podem surgir uma última vez à tona antes de serem eliminadas por completo. Durante esses procedimentos, podemos nos sentir inquietos, irritadiços ou muito cansados. Tão logo os canais para as energias estejam livres, passamos a sentir uma profunda alegria, serenidade e lucidez.

Muitas pessoas, entretanto, não têm coragem para passar pelos necessários processos de sublimação. Freqüentemente, falta-lhes também conhecimento sobre o assunto, e interpretam essas experiências como uma regressão em seu desenvolvimento.

Na realidade, os bloqueios do nosso sistema energético são liberados apenas na proporção em que estivermos dispostos a encarar, partindo do nosso desenvolvimento como um todo, os aspectos indesejados e reprimidos do nosso ser, e nos mostrarmos dispostos a dissolvê-los através do nosso amor. E com isso chegamos ao segundo caminho, mencionado no início deste capítulo. Ele deveria acompanhar continuamente o primeiro caminho descrito, da ativação e purificação direta dos chakras, mas é ao mesmo tempo, em si mesmo, uma possibilidade independente de harmonizarmos todo o nosso sistema energético e de livrá-lo de bloqueios.

Esse caminho é a atitude interior da aceitação incondicional que leva ao relaxamento completo, que é o contrário do espasmo, do bloqueio. Enquanto rejeitarmos alguma faceta de nossa personalidade consciente ou inconscientemente, e enquanto julgarmos a nós mesmos e com isso condenarmos e repelirmos partes do nosso ser, será mantida uma tensão que impede o total relaxamento e, com isso, a dissolução dos bloqueios.

Encontramo-nos freqüentemente com pessoas que afirmam não ter condições de se relaxar completamente. Essas pessoas necessitam, mesmo nas suas horas livres e nas férias, de algum tipo de distração ou atividade e, quando alguma vez não fazem nada, o diálogo interior continua. Tão logo alcançam uma paz exterior, sentem uma inquietação interna. O mecanismo da autocura nessas pessoas é tão ativo que os bloqueios começam a se dissolver tão logo um pouco de calma penetre o sistema de energia. Todavia, como desconhecem esse mecanismo, elas procuram continuamente uma atividade, reprimindo com isso a liberação e a purificação das energias bloqueadas.

Outras pessoas se enclausuram no corpo mental, para fugir do confronto com os conteúdos do corpo emocional. Nelas, todas as experiências passam pelo intelecto. Elas analisam, interpretam e categorizam, mas nunca entram com todo o seu ser numa experiência.

Em outras ocasiões, encontramos pessoas que tentavam forçar a abertura dos chakras, praticando, por exemplo, certos exercícios da Ioga-Kundalini em excesso e sem orientação, sendo a seguir inundadas pelos conteúdos inconscientes do respectivo chakra. Através das tentativas de reprimir esses conteúdos, poderão se formar novos bloqueios e, às vezes, até mais profundos. Também não é raro que alguém que tenha percorrido o caminho espiritual ative somente os chakras superiores, mantendo inconscientemente o bloqueio nos chakras inferiores, uma vez que não quer identificar-se com os conteúdos que se liberam.

Essa pessoa pode vivenciar eventos maravilhosos no âmbito dos seus chakras superiores e, mesmo assim, poderá sentir, bem no seu íntimo, carência ou vazio.

A satisfação incondicional, a sensação de plena vitalidade e proteção na vida só podem acontecer quando todos os chakras estiverem abertos por igual e quando suas freqüências vibrarem no nível mais alto que lhes é possível atingir.

A atitude da aceitação total requer, todavia, muita honestidade e coragem. Ser honesto significa, nesse sentido, a disposição de nos vermos com todas as fraquezas e pontos negativos, e não como gostaríamos de ver a nós mesmos. Coragem é a disposição de admitir e aceitar aquilo que é verificado. É a coragem de dizer sim a tudo, sem excluir nada.

Aceitamos as críticas a nosso respeito feitas pelos nossos pais, para nos assegurarmos do seu amor. Reprimimos certas emoções e desejos para corresponder às expectativas da sociedade, de um grupo, ou também à imagem que fazemos de nós mesmos. Renunciar a isso significa nos sentirmos, no nosso interior, inteiramente por nossa própria conta e, como pressupomos erroneamente, perder o amor e o reconhecimento dos outros. Contudo, é apenas o ato da recusa, da negação, que ocasiona a forma de expressão negativa das energias no nosso interior. As emoções reprimidas "se rebelam" apenas porque as rejeitamos, em vez de ir ao seu encontro com amor e compreensão. Quanto mais fortemente forem reprimidas, tanto mais "perversas" e importunas se apresentam, até que um dia as libertemos da sua prisão através do nosso amor.

Por trás de cada emoção está, afinal de contas, o desejo de recuperar o estado primitivo, paradisíaco, da unidade. Todavia, tão logo nos ajustamos ao ponto de vista global da atualidade, de só aceitar como verdadeiro o plano da realidade perceptível através dos nossos sentidos físicos e da compreensão racional, esse desejo de se tornar uno, esse desejo da unidade com a vida, torna-se uma pretensão. Nosso desejo de ter uma pessoa, uma posição, amor e reconhecimento, bem como bens materiais, contudo, será continuamente frustrada, ou não nos levará, com o passar do tempo, à plenitude esperada, que só pode ser conseguida através da unidade interior.

Por temer novas desilusões, reprimimos nossas energias – e o nosso sistema energético fica bloqueado. As energias que fluem são distorcidas pelo bloqueio e se expressam como emoções negativas que, por sua vez, freqüentemente tentamos oprimir e refrear, a fim de não perdermos o afeto dos nossos semelhantes.

Esse circuito pode ser interrompido quando dedicamos uma atenção sem reservas às nossas emoções. No mesmo instante, o sistema energético começa a se transformar, pois reconhecemos, finalmente, que se trata de energias que se formaram pelo desejo de unidade e que foram bloqueadas na sua expressão original. Tornam-se então uma força que nos ajuda no caminho da realização.

Uma simples analogia pode elucidar esses relacionamentos. Quando você tem medo de uma pessoa, e a rejeita, nunca a conhecerá totalmente. De outro modo, ao dedicar-lhe sua atenção e deixando-a sentir o seu amor incondicional, ela se abrirá progressivamente. Ela reconhecerá que, por trás do seu comportamento negativo, que você condenou, não existe mais nada a não ser o desejo frustrado de realização. Sua compreensão ajudá-la-á a empreender o caminho da verdadeira plenitude. Nessa analogia, o que lhe acontece emocionalmente não é diferente do que ocorre com essa pessoa.

A atitude que descrevemos, da aceitação sem preconceitos, corresponde à postura do nosso Eu superior. Admitindo-a conscientemente, abrimo-nos às vibrações do líder interior, e transmitimos-lhe a tarefa de nos conduzir à plena cura e unidade.

O Eu superior é aquela parte da nossa alma que nos une ao Ser divino. Ela não é limitada pelo espaço nem pelo tempo. Por esse motivo, tem acesso a qualquer momento ao conhecimento total que envolve a vida no universo, bem como a nossa própria. Quando nos entregamos à sua liderança, leva-nos pelo caminho mais curto e direto à unidade interior, dissolvendo os bloqueios do nosso sistema de energia tão suavemente quanto possível.

Depois de termos compreendido esses relacionamentos, poderemos levar as formas de terapia descritas nesta obra à eficiência máxima. Admita sempre todas as experiências que ocorrem no decurso de uma terapia, mesmo que, no momento, aparentem ser negativas ou desagradáveis; dedique-lhes o seu amor e uma atenção neutra, e entregue-as interiormente à força curadora do seu Eu superior.

Existem formas de meditação que o poderão ajudar a treinar essa atitude de aceitação, de dissolver bloqueios e de admitir as forças autocuradoras do seu Eu superior. Uma dessas técnicas de meditação, que podemos recomendar por experiência própria, é a meditação transcendental ou MT. Nela, a consciência é levada, facilmente e sem qualquer esforço ou concentração, pelo caminho mais direto à experiência do ser puro. Esse processo é acompanhado de uma crescente descontração na qual as energias bloqueadas se liberam por si mesmas. Os pensamentos e emoções que se liberam não são rejeitados, mas são continuamente substituídos pela experiência do crescente relaxamento e da satisfação. Com essa meditação você tem em mãos um instrumento maravilhoso, altamente eficaz e que, quando usado corretamente, por si só já representa um meio de ativar harmoniosamente os seus chakras, de eliminar bloqueios do seu sistema energético e de aproveitar todo o potencial da sua mente e da sua alma. Esse tipo de meditação, todavia, só pode ser aprendido com um professor qualificado.

50

Outros tipos de meditação também podem representar uma ajuda no seu caminho. Contudo, esteja atento para que, na meditação que escolheu, seus pensamentos e emoções não sejam julgados e rejeitados, mas estejam integrados, como parte do necessário processo de purificação. Mesmo nas formas de meditação mais eficientes e naturais pode acontecer que, por hábito, continuamente se infiltre uma crítica. As experiências que resultam da eliminação dos bloqueios também são, muitas vezes, inconscientemente reprimidas, uma vez que as consideramos desagradáveis. Com isso, poderemos perder a naturalidade, e a meditação poderá sofrer em eficiência. Um professor formado poderá ajudar, nesse caso, a reencontrar a experiência da meditação primitiva.

Tão logo tenha aprendido a se amar e a se aceitar inteiramente, você irradiará essas vibrações através da sua aura, e atrairá experiências e eventos correspondentes no mundo exterior. Isso significa que, precisamente agora, você ganha o amor e o reconhecimento dos outros, cuja perda tenha temido. As pessoas começam a considerá-lo em conformidade com o seu verdadeiro ser, e o admiram, possivelmente, pela sua coragem de expressar totalmente aquilo que você realmente é. O amor autêntico e os relacionamentos só são possíveis nessas circunstâncias.

Desejamos mencionar mais um ponto apenas em relação ao tema deste capítulo. No seu caminho do desenvolvimento completo, poderão ocorrer fases em que seus chakras estão relativamente bastante abertos, sem que tenham sido dissolvidos todos os bloqueios. Você estará então muito sensível a energias que penetram a esfera da sua aura, mas ainda não irradiará tanta força luminosa a ponto de atrair somente energias benéficas, ou de neutralizar as vibrações negativas do seu meio ambiente.

Quando você permanecer num ambiente tenso, no qual predominem vibrações de insatisfação, inimizade ou agressividade, seus chakras poderão ser carregados com energias negativas, ou poderão se contrair, para se protegerem dessas influências. Em ambos os casos, a conseqüência é o insuficiente suprimento de força vital positiva.

Tão logo os campos energéticos de duas pessoas se toquem ou cruzem, ocorre um imediato intercâmbio e uma influência mútua de energias. Assumimos a outra pessoa energeticamente de modo inconsciente, quer queiramos, quer não. Quando uma pessoa é naturalmente simpática ou antipática para nós, isso é devido à parte predominante das vibrações de energia que sentimos na sua aura. No caso de sentirmos medo, insatisfação ou raiva, essas vibrações não afetam apenas a imagem que fazemos da pessoa, mas também o nosso próprio sistema energético. Quando você, sem motivo aparente, se sentir tenso ou indisposto na presença de uma pessoa, e talvez sinta que tudo no seu interior se contrai, isso se deve à irradiação da aura do outro. De outro modo, quando sentir

51

alegria, amor e serenidade na aura da pessoa, então se sentirá particularmente bem na sua presença, mesmo que não troque uma palavra com ela. Num grupo de pessoas que se reuniram para um determinado fim, a aura coletiva que se forma pode exercer uma influência tão grande que cada membro do grupo é envolvido por ela. Pensemos apenas no ambiente arrebatador criado tão freqüentemente em meio aos espectadores de um jogo de futebol.

Quando, por outro lado, um grupo se reúne para uma devoção em comum, ou para meditar, cada pessoa poderá ser levada a níveis de consciência mais altos do que os que correspondem ao seu estado normal de desenvolvimento.

Também os lugares têm irradiação própria, uma vez que a matéria pode armazenar vibrações. Isso acontece em grandes proporções, principalmente em recintos fechados.

Julgamos que a compreensão desses relacionamentos é particularmente importante no trato de crianças pequenas. O sistema energético desses pequenos seres ainda é totalmente receptivo a todos os tipos de vibrações de energia. Eles reagem com especial sensibilidade a cada pensamento afetuoso e a cada sentimento de alegria, mas também a tensões, discórdias e agressividade que ocorram à sua volta. Aqui a proximidade física de um parente ou de uma pessoa de confiança representa uma valiosa proteção, quando a criança, por exemplo, é exposta a vibrações estranhas durante uma saída para fazer compras. A aura do adulto age como pára-choque, absorvendo as energias negativas. Pelo mesmo motivo, é melhor que a criança seja carregada no colo, em vez de ficar deitada num carrinho.

Como adultos, podemos contribuir muito para que os nossos chakras, bem como os de nossos filhos, permaneçam relaxados e abertos. Se bem que, basicamente, atraímos as vibrações e situações correspondentes à nossa própria irradiação de energia, temos certa elasticidade para modelar a nossa vida também exteriormente, de modo consciente. Assim, podemos participar, por exemplo, de atividades nas quais se origina um clima de alegria e amor, ou podemos visitar lugares que irradiem uma energia exaltante e positiva, ou podemos transformar a nossa casa num lugar assim. Cores agradáveis, flores, perfumes e música relaxante contribuem substancialmente para um ambiente harmonioso e prazeroso. Na seleção do programa de TV, nas conversas e atividades entre nossas quatro paredes, podemos dar toques adicionais e criar uma atmosfera na qual o sistema energético de cada um que ali se encontre consiga se recuperar e relaxar das influências negativas.

Também no nível interior você pode realizar algo para se proteger, de modo especial, de influências indesejáveis do mundo exterior. Assim, aconselhamos uma atenção particular durante a terapia da abertura do chakra do coração, pois o amor que se irradia tem condições de neutralizar todas as vibrações negativas, podendo, portanto, transformá-las. Nisso está o singular desafio de, junto com outras habilidades, desenvolver também o seu amor.

Com o desenvolvimento do chakra do coração você reconhecerá e valorizará, além disso, e cada vez mais, o lado positivo dos outros, e permitirá, automaticamente, que apenas essas vibrações positivas o atinjam. Através da sua avaliação, essas qualidades são simultaneamente reforçadas e animadas. Desse modo, cada encontro poderá representar enriquecimento para ambos os lados.

Uma irradiação ativa constitui, em todo caso, uma boa proteção. Tão logo tenha aprendido a assumir a si mesmo como você é realmente, e a irradiar suas energias abertamente, as vibrações negativas externas não poderão penetrar a coroa de raios que se forma. Mesmo quando estiver totalmente relaxado e sereno no seu íntimo, as tensões da atmosfera não encontrarão ressonância, nem se fixarão ou produzirão influências negativas.

Estamos, naturalmente, conscientes que essas capacidades pressupõem um desenvolvimento bastante acentuado. Por isso, queremos mencionar mais algumas atitudes simples para se proteger de influências indesejadas e de afastar energias negativas.

Quando tiver necessidade de se proteger numa situação, ou desejar reforçar a sua influência, faça de conta que está atraindo uma luz através do seu chakra coronário, e em seguida deixe-a sair, com sua imaginação, através do chakra do plexo solar, envolvendo seu corpo num manto de luz protetor que dissolve todas as influências sombrias. Você também pode imaginar a irradiação de luz do plexo solar de modo mais forte, como numa ducha ou mangueira d'água que varre todas as vibrações negativas.

Também os óleos aromáticos representam uma proteção bastante eficiente, e deverão ser aplicados diretamente sobre os chakras para essa finalidade. Eles completam a sua aura com a irradiação pura que desprendem, e neutralizam tensões e influências desarmônicas exteriores que penetram na sua aura (veja também a página 97.)

Um cristal de rocha carregado junto ao seu corpo reforça a qualidade luminosa e a força de irradiação protetora da sua aura. Seu efeito completa-se muito bem com a influência dos óleos etéricos.

Também as roupas íntimas de seda representam uma proteção energética, sendo especialmente recomendáveis para nenês e crianças pequenas. Quando você ficar muito tenso devido a um susto, a um choque ou a uma raiva súbita, queremos recomendar-lhe uma prática bastante eficaz, através da qual poderá liberar imediatamente as energias acumuladas. Fique em pé, com as pernas ligeiramente abertas, e contraia todos os músculos, por alguns segundos, tão fortemente quanto puder. Caso esteja sozinho, grite o mais alto que puder; caso

53

contrário, basta exalar o ar dos pulmões com toda a força. Repita o exercício até se sentir melhor. Isso dissolve os bloqueios que se formaram devido ao fato de seu sistema de energia não ter suportado o inesperado da situação. Se isso lhe fizer bem, poderá em seguida estirar-se e distender-se vigorosamente, como depois de um sono profundo e recuperador. É interessante observar que o fenômeno da contração muscular, em algumas pessoas, acontece espontaneamente durante a meditação, e justamente naquelas regiões do corpo nas quais os bloqueios estão prestes a ser dissolvidos. Isso representa um sinal evidente da utilidade e eficácia desse exercício.

O Modo de Descobrir os Chakras Bloqueados

Uma vez que apresentamos, nesta obra, várias modalidades para harmonizar e equilibrar os seus chakras, é natural que, inicialmente, seja de grande interesse saber se existem chakras desequilibrados ou bloqueados no seu interior, e quais são. Sem esse conhecimento você poderia oportunamente harmonizar todos os chakras com as possibilidades de terapia oferecidas. É nosso desejo recomendar esse método integral de tratamento. Todavia, quando tiver reconhecido que, por exemplo, dois chakras estão precisando prioritariamente de terapia, então você pode se dedicar a esses dois centros de energia com primazia.

Além disso, o conhecimento dos chakras esconde, naturalmente, uma grande oportunidade para a autopercepção, da qual o interessado poderá tomar conhecimento total. Nesse caso trata-se, em primeiro lugar, sempre de nós mesmos, e só depois da outra pessoa, à qual obviamente poderemos contar nossas experiências. A meta, todavia, não é converter os outros, mas reconhecer e liberar a si mesmo, para depois levar o outro afetuosamente ao mesmo caminho do autoconhecimento.

Oferecem-se várias possibilidades para a diagnose dos chakras. Aproveitar só uma já será satisfatório para você elaborar uma eficiente autodiagnose, ou para diagnosticar o sistema de chakras dos outros.

1) Proporcionamos-lhe, neste livro, na descrição de cada chakra, sinais óbvios de reconhecimento pelos quais poderá avaliar os chakras que estão funcionando harmoniosamente ou não, ou cujo funcionamento é insuficiente. Com base nesses critérios, cada um poderá reconhecer suas zonas problemáticas com bastante rapidez. Com isso tentamos representar os efeitos do mau funcionamento dos chakras numa forma bastante nítida, às vezes até demasiado acentuada, para que determinadas tendências sejam rápida e inequivocadamente esclarecidas. Ao ler os textos correspondentes, você deverá também considerar que nem todos os efeitos descritos aqui se aplicam a todas as pessoas. Assim mesmo, poderá acontecer que, em algumas passagens do texto, você se sinta

55

muito envolvido, ou até mesmo comovido. Não é esse o nosso objetivo. Gostaríamos, entretanto, de conseguir que você se reconheça clara e nitidamente e, se algumas das descrições forem exatas para o seu caso, gostaríamos que as aceitasse. Por favor, não as considere como uma repreensão da nossa parte, pois não é nossa intenção feri-lo, mas ajudá-lo na sua compreensão. O conhecimento dos seus defeitos, contudo, nem sempre é agradável, pois os nossos lados sombrios também vêm à luz, uma vez que só assim podem ser liberados. Desse modo, essa introspecção certamente valerá a pena, pois ao mesmo tempo lhe mostramos um grande número de possibilidades de tratamento dos chakras e de harmonização sem que haja a necessidade de recorrer a outras pessoas.

2) Uma outra possibilidade de analisar o nosso sistema de chakras consiste na observação cuidadosa desses, para ver quais deles reagem acentuadamente em casos de tensão incomum ou de situações chocantes. Pode ser que, em determinadas situações difíceis da vida, repetidamente lhe ocorram as mesmas dores: quando o chakra da raiz, por exemplo, está funcionando insuficientemente, você poderá ter a sensação, numa situação de forte sobrecarga, de que "o solo lhe foge de sob os pés" e, eventualmente, também poderá ter uma diarréia. No hiperfuncionamento do primeiro chakra, você fica facilmente raivoso e agressivo. Se o segundo chakra estiver funcionando mal, ocorre um bloqueio de sentimentos em situações de grande tensão e, na hiperfunção, talvez você caia em lágrimas, ou reaja com emoção descontrolada. No caso do mau funcionamento do terceiro chakra, poderá ocorrer uma sensação de desmaio quando houver excesso de tensão, uma sensação de falta de energia, uma sensação estranha no estômago, ou também um nervosismo irritadiço. A sobrecarga nesse chakra é caracterizada pela irradiação nervosa e pela tentativa de controlar a situação através da superatividade. Caso você tenha a sensação de que seu coração está "parando", isso deve ser atribuído ao funcionamento insuficiente do chakra do coração. Se porventura ocorrerem palpitações, isso indica um mau funcionamento geral do quarto chakra. No funcionamento insuficiente do chakra da laringe, sua garganta fica apertada, você sente um nó na garganta, começa a gaguejar ou sua cabeça começa a tremer. No funcionamento desarmônico exagerado você tenta, através de uma torrente incontrolável de palavras, conseguir o controle da situação. Se não conseguir mais pensar claramente durante uma tensão ou um choque, isso indica o funcionamento insuficiente do chakra da testa ou frontal, e uma sobrecarga se manifesta, com freqüência, na forma de dores de cabeça.

Essas reações ocorrem sempre e apenas nos pontos fracos do nosso sistema energético. A atenção cuidadosa, nesse caso, pode abrir nossos olhos.

3) Agora ainda podemos nos servir da linguagem do corpo. Primeiro, é possível avaliar, através da estrutura exterior e da constituição do corpo de uma pessoa, se alguma região também está em desarmonia energética. Nosso corpo já é, em si mesmo, uma imagem exemplar das estruturas energéticas mais sutis. Sempre que aparecem anormalidades físicas – distorções, inchaços, deformações, tensões, fraqueza – podemos atribuí-las, de acordo com seu lugar de origem, aos chakras correspondentes. Todos conhecem as diferenças dos aspectos exteriores do corpo, com a ajuda dos quais podemos fazer, freqüentemente de modo espontâneo e sem pensar muito, uma imagem clara da pessoa em questão. Esse quadro pode, muitas vezes, ser simplesmente atribuído aos chakras. Desse modo, encontramo-nos com pessoas que, evidentemente, puxaram todas as suas energias para cima, deixando o corpo inferior com essa aparência de fraqueza. Outras mostram exatamente o contrário, e outras ora aparentam ser fortes, ora aparentam ser fracas. Em vista disso, observe uma vez a si mesmo, conscientemente, no espelho ou em fotografias. A voz costuma ser um importante critério de avaliação das condições do chakra da laringe. Uma ótima apresentação desses relacionamentos é encontrada no livro *Koerperbewusstsein* (A consciência do corpo).*

Caso você, além disso, leve em consideração as fraquezas orgânicas, ou até mesmo os sintomas de doenças, terá um dos pontos de apoio mais claros para a localização das deficiências do sistema de chakras para, então, aplicar as terapias correspondentes com eficiência através dos chakras. Nos capítulos dedicados a cada chakra, fizemos uma lista dos órgãos e partes do corpo que lhes correspondem, sob a rubrica "Correlações".

Mediante essa exposição, você pode observar claramente qual o chakra envolvido em determinadas perturbações orgânicas, necessitando, assim, de cura. Através disso, você pode tomar objetivamente suas providências.

4) Como quarta possibilidade, queremos apresentar-lhe um teste especial que é usado de modo exclusivo por muitos terapeutas, mas também por um grande número de leigos. Para isso é necessário, todavia, que duas pessoas estejam presentes. Trata-se de um teste cinesiológico,** desenvolvido junto com o método *Touch for Health* (Toque para a Saúde).

Na prática, proceda da seguinte maneira: coloque a mão direita sobre um chakra e estique ao mesmo tempo o braço esquerdo em ângulo reto afastando-o lateralmente do corpo. A outra pessoa, que no caso faz o teste, pronuncia então o comando "segurar", e enquanto a primeira tenta manter o braço na posição

---

* *Koerperbewusstsein*, de Ken Dychtwald, Editora Synthesis, Essen, 1981.
** *Der Koerper luegt nich* (O Corpo não mente), do dr. John Diamond, Editora para Cinesiologia Aplicada, Freiburg, 1983.

indicada, a outra tenta empurrar o braço para baixo. A pressão é efetuada, aproximadamente, na altura do pulso. Se o chakra estiver em harmonia e equilibrado na sua função, o braço esticado oferece uma resistência nítida e forte. Do contrário, se o chakra testado estiver bloqueado, sente-se nitidamente que o braço não oferece essa resistência, e ele é abaixado com pouco esforço pela pessoa que faz o teste. (Veja figura.)

Com esse tipo de teste, percorremos todos os sete chakras, desde o centro da raiz até o do vértice ou coronário. Assim, obtivemos uma imagem clara da condição energética de cada chakra. Quando existem perturbações num chakra, o teste do braço sempre reage mostrando debilidade. Podemos repetir o teste mais uma vez, posteriormente, para verificar quaisquer alterações. Num sistema de chakra equilibrado, o teste do braço deveria resultar sete vezes como "forte", significando que o braço forçado para baixo oferece sete vezes uma sensível resistência. Entre um teste e outro, pode-se fazer uma pequena pausa, para evitar eventuais indícios de cansaço no braço.

Medições efetuadas com um cinesiômetro especial mostraram que, num teste desses, se suporta uma pressão de cerca de 20 Kg, quando é efetuado o teste de "força". De outro modo, o braço já não oferece mais resistência a uma pressão de 8 Kg. Nisso deve ser levada em consideração, naturalmente, a constituição física da pessoa sob teste. A diferença entre o "forte" e o "fraco", contudo, é percebida distintamente, tanto pela pessoa que faz o teste como pela que se submete ao mesmo.

Uma outra variante desse teste consiste no firme aperto do polegar e dedo indicador da mão direita, e na cobertura do chakra a ser testado pela mão esquerda. Nosso parceiro de teste tenta, então, desprender nossos dedos a um comando seu. Caso os dedos ofereçam grande resistência, o chakra testado está em ordem; se a resistência for fraca, o chakra está perturbado e, portanto, precisando de terapia.

Conhecemos pessoas que fazem esse teste sozinhas, apertando o polegar e o indicador de uma mão e tentando soltá-los com o polegar e indicador da outra mão, enquanto se concentram mentalmente num determinado chakra. Também nesse caso fica nitidamente demonstrado, através do "forte" e do "fraco", qual o chakra que está funcionando mal. Se os dedos apertados forem soltos pela outra mão ("fraco"), o chakra testado está perturbado; se os dedos permanecerem fortemente unidos ("forte"), o chakra está em ordem. É claro que é preciso um pouco de prática nesses testes cinesiológicos, para conseguir resultados seguros. Contudo, esse método funciona otimamente, e podemos notar com clareza qual o chakra a ser trabalhado com harmonia.

58

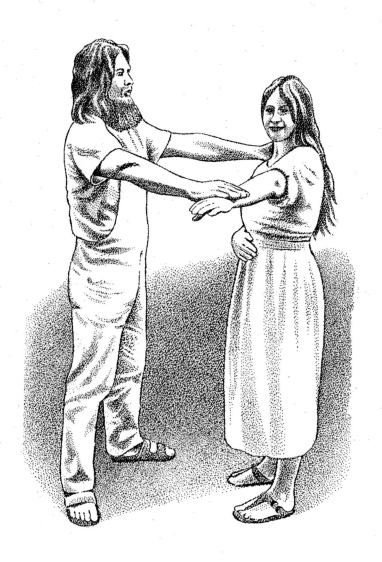

Teste muscular cinesiológico

5) Por "visão interior" queremos denominar uma outra possibilidade de avaliar nossos chakras. Para muitas pessoas, essa é a maneira mais simples e rápida para entrar em contato com seu sistema energético.

Para isso, entramos por alguns minutos num estado de meditação silencioso e tentamos, então, fazer uma imagem da condição de cada chakra através da nossa "visão interior". Assim, percorremos todos os chakras, lenta e sistematicamente, de baixo para cima. São muitas as pessoas que conseguem reconhecer com bastante nitidez, com base na mudança de cor, as condições dos seus chakras. (As correspondentes coordenações cromáticas podem ser encontradas nas descrições dos chakras neste livro. Ao usar esse processo, cada desvio verificado deve ser tido como um sinal.) Outras pessoas, por sua vez, percebem melhor uma forma. Caso seja esse o seu caso, observe se a configuração é equilibrada, se a forma é redonda e harmoniosa, ou se é sinuosa ou tem outras alterações. Outros ainda reconhecem a condição harmônica ou desarmônica dos chakras pelo tamanho e força de irradiação dos mesmos. Freqüentemente, também é possível perceber uma combinação desses vários elementos. Todas essas possibilidades e critérios de avaliação se baseiam, contudo, numa certa experiência e necessitam, com freqüência, ser treinados para se chegar a resultados evidentes e claros.

6) Cada vez mais pessoas estão em condições de testar a situação energética dos chakras por meio das mãos. Para isso é freqüentemente usada a expressão "visão sensitiva". A pessoa sente certa resistência quando toca o invólucro energético do seu próprio corpo etérico, no qual estão situados os chakras, ou o invólucro energético de outra pessoa. Essa resistência é semelhante ao movimento na água. É possível que, nessa ocasião, sejam encontradas certas sinuosidades, buracos ou inchações. Podemos praticar isso aproximando nossas mãos lentamente do nosso próprio corpo, ou do corpo de outra pessoa, ou de animais e plantas, para tentar sentir as alterações que se manifestam nos lugares dos quais nos aproximamos. Também aqui a experiência, que se desenvolve com a repetida aplicação pessoal, é imprescindível para um resultado claro. Um treinamento adequado seria recomendável.

7) Como caminho mais direto poderíamos indicar, contudo, a visão total da aura, mesmo que, relativamente, poucas pessoas tenham esse dom. Nesse processo, o "vidente" tem acesso direto às situações e condições energéticas que se manifestam no seu interior e no interior de outras pessoas. É possível, então, reconhecer e avaliar os relacionamentos psico-anímicos, tanto os espirituais como os físicos. Caso você tenha essas faculdades mediúnicas, é de suma importância que também interprete corretamente o que é visto, e para isso precisa de bastante treino, experiência e capacidade de observação. Já existe alguma literatura nesse sentido, bem como seminários a respeito do assunto.

Se não estiver totalmente seguro desses talentos, você poderá testá-los da seguinte maneira: sente-se num recinto inteiramente escuro, num porão, numa sauna, ou até mesmo numa despensa, onde não entre nenhuma luz. (Bodo efetuou seus primeiros testes num abrigo anti-atômico.) Ali, deve-se permanecer inicialmente alguns minutos em silêncio. Como objetos de teste, são suficientes, de início, algumas pontas de cristais de rocha, que são dispostas a pouca distância ou mantidas na mão. Caso você esteja em condições de perceber irradiações sutis de energia na ponta dos cristais, sobretudo quando estes são movimentados de um lado para outro, isso indica uma tendência para a clarividência. Procure não desistir logo, pois também isso exige um pouco de treino. Esse exercício, porém, deve ser feito sem esforço. Se você quiser conhecer o corpo energético que envolve uma pessoa, deverá escolher um fundo tão escuro quanto possível, diante do qual a pessoa testada fica em pé ou sentada. Afastando-se alguns metros, você olha para um ponto um pouco acima da cabeça da pessoa, ou para os lados do corpo da mesma, pois é ali que se encontra a coroa energética ou aura. Os melhores resultados são colhidos num certo estado de meditação. Dê a si mesmo algum tempo. Durante esse exercício, você possivelmente reconhecerá, de início, apenas o corpo etérico, que envolve o corpo físico como um manto de energia brilhante. Com alguma prática, você também poderá distinguir as cores e formas do corpo emocional. Nesse sentido, não espere por uma configuração de cores fixa ou rígida, pois as energias sutis estão em constante movimentação e têm uma constituição cintilante ou, antes, semitransparente. Basicamente, pode-se dizer que as cores e formas harmoniosas aparentes nessas energias podem indicar uma pessoa harmoniosa, e que as cores impuras e as formas desiguais indicam a existência de facetas problemáticas.

Caso queira tentar reconhecer a sua própria aura, poderá colocar-se diante de um grande espelho de parede e empreender os estudos correspondentes. Para a maioria das pessoas, é mais fácil, contudo, observar inicialmente a irradiação energética de outras pessoas.

Além disso, existem óculos de aura especiais, com vidros violeta-escuros e hermeticamente fechados em toda a sua volta. Esses óculos deverão ser considerados como um meio de ajuda, e não abrem automaticamente a todo experimentador o acesso aos planos das energias mais sutis, mas podem nos proporcionar realmente um bom início. Nós mesmos obtivemos resultados muito bons, sobretudo ao ar livre.

Existem hoje cada vez mais pessoas capazes de analisar e avaliar o corpo energético e sobretudo o sistema dos chakras de outras pessoas, a grandes distâncias, de algumas centenas ou até milhares de quilômetros. Via de regra, isso acontece através da fotografia do solicitante, ou também de uma ligação telefônica. Para muitos, essa possibilidade poderá não parecer muito plausível;

contudo, já fizemos essa experiência muitas vezes, e pudemos observar esses fenômenos em outras ocasiões.

Caso tenha problemas para reconhecer e compreender esses fenômenos extraordinários, pense apenas uma vez no que é possível fazer, por exemplo, com as emissões de rádio e de televisão. Também aqui imagens e sons, em forma de ondas, são propagadas e captadas invisivelmente através do éter. Quase todos os nossos avanços técnicos já existiam anteriormente como fenômenos naturais, e isso também se deu na transmissão sem fio.

Naturalmente, fica a seu critério rejeitar esses métodos e possibilidades, se você achar que dificultam a avaliação.

8) Um outro meio de reconhecer a função dos chakras de outra pessoa é a capacidade mediúnica de perceber, nos chakras do nosso próprio corpo, aquilo que é experimentado e sentido pelo paciente. Para isso, o terapeuta se projeta, inicialmente, no corpo energético do doente. Conhecemos alguns terapeutas que trabalham dessa maneira, fazendo diagnósticos eficientes. Entre esses, todavia, não são poucos os que, posteriormente, têm os mesmos sintomas maléficos que o paciente. Julgamos que, nesse caso, os outros métodos são certamente preferíveis.

9) Em alguns textos asiáticos tradicionais, são mencionadas diversas características para o funcionamento dominante de certos chakras. Nisso é particularmente interessante a análise dos nossos hábitos de dormir.

Se a pessoa vive, preponderantemente, através do seu primeiro chakra, terá comumente uma necessidade de sono bastante grande, de 10 a 12 horas, e dormirá, de preferência, de barriga para baixo. As pessoas que necessitam de 8 a 10 horas de sono, dormindo preferencialmente na posição embrional, vivem, na maior parte do tempo, através do segundo chakra. Os que moldam a própria vida sobretudo através do terceiro chakra, dormem de preferência de costas, e sua necessidade de sono natural é de 7 a 8 horas. A pessoa cujo quarto chakra é bem desenvolvido dorme, comumente, do lado esquerdo, e precisa apenas de 5 ou 6 horas de sono por noite. Se o quinto chakra estiver aberto e predominando, dorme-se apenas 4 ou 5 horas por noite, alternando a posição entre o lado direito e o esquerdo do corpo. Quando o sexto chakra de uma pessoa está aberto, ativo e dominante, ela despenderá cerca de 4 horas apenas entre o sono e o cochilo. O cochilo é um estado no qual a consciência interior se mantém desperta enquanto o corpo dorme. Essa forma de descanso ocorre nos casos em que o sétimo chakra está aberto e dominante. A pessoa totalmente iluminada, portanto, não dorme mais no sentido comum; ela apenas concede ao corpo uma pausa de repouso.

Assim também temos condições de avaliar o funcionamento dos nossos chakras através dessas características.

Além das possibilidades acima mencionadas, existem ainda alguns meios técnicos ligados ao setor da ciência. Temos de mencionar aqui o pêndulo e a vara de condão, bem como a fotografia Kirlian, usados por alguns terapeutas para analisar os chakras. Entre as varas de condão presta-se sobremaneira a assim chamada vara de pêndulo, também conhecida como "biotensor".* Através desse dispositivo, o estado dos chakras é facilmente reconhecido, o mesmo acontecendo por meio do pêndulo, em que um chakra equilibrado é reconhecido através dos círculos maiores traçados pelo aparelho, e um chakra perturbado é reconhecido pelos círculos menores, ou até mesmo pela paralisação do pêndulo ou da vara. Naturalmente, também aqui exige-se um certo treinamento, para que os resultados possam ser claramente diferenciados.

No caso da fotografia Kirlian, trata-se de um processo técnico peculiar, através do qual irradiações energéticas, como as do nosso corpo, por exemplo, podem ser registradas fotograficamente, e com isso também cromaticamente. Recentemente desenvolveu-se, através desse método, uma possibilidade de diagnóstico bastante interessante. Atualmente, o diagnóstico energético do ponto terminal, do terapeuta Peter Mandel,** provoca grande sensação. Nesse meio-tempo, um grande número de médicos e terapeutas já trabalha com esse método de diagnóstico bioenergético.

No Japão já são usados sistemas eletrônicos sofisticados para conseguir os diagnósticos correspondentes no âmbito da matéria mais sutil. Todavia, uma vez que damos mais valor às nossas próprias possibilidades interiores, mencionamos esses meios técnicos apenas de passagem.

Se, afinal, você só souber usar corretamente um dos métodos aqui apresentados para o exame dos chakras, isso poderá ser suficiente. Às vezes, é melhor dominar bem um assunto do que muitos apenas pela metade. Assim sendo, desejamos que você use esse conhecimento de modo conveniente.

---

* *Das grosse Biotensor Praxis-Buch* [O Grande Livro da Prática do Biotensor], do dr. Josef Oberbach, Editora Deutsche Bioplasma Forschung, Muenchen, 1983.

** *Energetische Terminalpunktdiagnose* [Diagnose Energética do Ponto Terminal], de Peter Mandel, Editora Synthesis, Essen, 1984.

A Sexualidade e os Chakras

A sexualidade do ser humano é uma forma de expressão e um espelho do ato contínuo de criação que se processa incessantemente em todos os níveis de vida, no universo. Quando, no momento da Criação, da Unidade nasceu a Multiplicidade, o Ser sem forma se separou inicialmente em duas formas básicas de energia – uma força fecundante, masculina, e uma força receptora, feminina. Os chineses deram a essas forças primárias, há alguns milhares de anos, a denominação de Yin e Yang. Do jogo dessas energias surgiu a criação. O Yin, feminino, é fecundado continuamente pelo sêmen masculino do Yang, dando origem à vida em suas infindáveis e múltiplas formas.

No plano físico do homem, esse jogo de forças se manifesta como sexualidade. Através dela, o homem está ligado ao ato incessante de criação da vida, e o êxtase que pode sentir com isso reflete a glória da Criação.

As forças do Yin e do Yang se manifestam no universo inteiro como polaridade. Tudo, para poder existir, tem um pólo contrário. Um pólo só subsiste pelo outro pólo; se uma polaridade desaparecer, a outra também desaparece. Essa regra fundamental é aplicável a tudo. Assim, só podemos exalar quando inalamos; se deixarmos de exalar, também deixamos de inalar. O interior condiciona o exterior, o dia condiciona a noite, a luz condiciona a sombra, o nascimento, a morte, a mulher, o homem, etc., no que as duas polaridades são sempre intercambiáveis. Cada pólo necessita, para seu complemento, um pólo contrário.

O Yin e o Yang simbolizam, de modo bastante evidente, o movimento rítmico de tudo o que é dotado de alma. Nesse sentido, o Yin representa um lado da totalidade, o feminino, expansivo, intuitivo, passivo e inconsciente, e o Yang representa o lado masculino, concentrador, racional, ativo e consciente. Isso, contudo, não envolve nenhuma avaliação no sentido de "melhor".

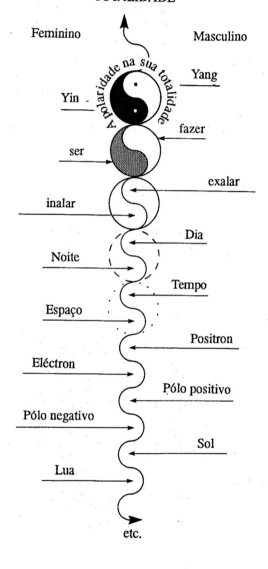

O equilíbrio que existe no universo que nos envolve é o resultado dos relacionamentos entre os pares contrários. Como tudo no universo se encontra num fluxo constante de movimento, tanto o Yin como o Yang já estão presentes, de forma latente, no pólo contrário. Isso é simbolizado pelo ponto branco, no Yin preto, e pelo ponto preto, no Yang branco. Cada um dos dois pólos já encerra em si, em forma de semente, o pólo contrário, e é apenas uma questão de tempo para uma polaridade se transformar na outra. Em alguns planos, essa transformação ocorre numa fração de segundo, como por exemplo na esfera atômica. No ser humano, essa mudança de polaridade, do masculino para o feminino e vice-versa, é possível através de várias encarnações. O dia e a noite necessitam, em média, de doze horas para essa mudança, e o exalar e o inalar precisam apenas de alguns segundos.

Todas as coisas chegam e se afastam, se movimentam e se alteram com base no intercâmbio e na ação recíproca dessas duas forças básicas do universo. Entretanto, somente os dois ciclos resultam na respectiva unidade perfeita.

Também o amor e a sexualidade são baseados nessa regra. Dois pólos se empenham em formar uma unidade, atraindo-se, como os dois pólos de um

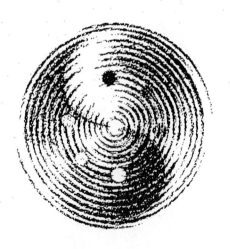

Mudança das Polaridades

ímã. Quando é atingida a união das forças opostas, há um intercâmbio entre elas.

A mulher e o homem, em todas as suas características básicas, são pólos opostos. Essa polarização diferente também existe no nível energético. Em todas as partes em que o homem apresenta uma polaridade positiva, existe, na mulher, uma polaridade negativa, e vice-versa. Como já foi explicado no capítulo anterior, esse fenômeno também se aplica na direção da rotação dos chakras. (Na homossexualidade, vê-se, por exemplo, uma polaridade energética oposta à normal.) Assim, existe entre a mulher e o homem uma atração e complementação que podem resultar numa fusão total e íntima. Para que isso seja conseguido, os chakras precisam estar, o quanto possível, livres de bloqueios. Durante a união sexual, o fluxo energético ao longo do canal principal, o Sushumna, é fortemente estimulado e intensificado. O fluxo de energia do segundo chakra é aumentado consideravelmente e, se não existirem bloqueios no sistema dos chakras, esse excesso de energia carrega também todos os outros chakras. Assim, a energia sexual, que representa uma certa forma de prana, é transformada nas freqüências dos outros chakras. Irradia-se dos chakras, através dos nádis, penetrando no corpo físico e nos corpos energéticos aumentando a sua força vital. No auge dessa união ocorre uma enorme descarga de forças de ambos os lados através de todos os sete chakras, e uma fusão em todos os níveis representados pelos chakras. Ambos os parceiros se sentem energizados até as profundezas do seu ser e, ao mesmo tempo, totalmente relaxados; sentem também um amor e uma ligação íntima muito acima do desejo de posse pessoal. O relacionamento dos parceiros traz, com isso, uma satisfação que não depende mais das coisas exteriores.

Entretanto, uma união sexual tão fortemente compensadora pode ser experimentada quando os parceiros se entregam totalmente um ao outro e se libertam de qualquer temor que possa impedir o livre fluxo do sistema energético. Tão logo um único chakra esteja bloqueado num dos parceiros, a união não poderá ser feita na sua totalidade. Além disso, o chakra bloqueado provoca um distúrbio no fluxo de energia do chakra correspondente do parceiro.

A maioria das pessoas experimenta a sexualidade apenas através do segundo chakra. No homem, além disso, a energia do chakra da raiz desempenha um papel dominante como força física propulsora. Todavia, se a sexualidade ficar limitada aos chakras inferiores, transforma-se num acontecimento comumente bastante unilateral, do qual ambos os parceiros saem antes enfraquecidos e insatisfeitos, e com a tendência de se separarem rapidamente e de ficar cada um no seu lado. É como se, num instrumento de cordas, sempre fossem tocadas apenas uma ou duas cordas, sem que nunca se ouvisse toda a plenitude harmônica. Do ponto de vista energético, é consumida realmente bastante energia numa prática sexual assim limitada, pois as energias são extraídas dos outros chakras, transformadas em energia sexual, para só então fluir através do segundo chakra. As energias são impedidas de fazer o seu caminho normal para cima, para se infiltrarem simultaneamente em todos os sete chakras, para completá-los com força vital adicional.

O caminho mais natural para liberar os bloqueios que impedem a união sexual plena em todos os níveis é o intercâmbio das energias do chakra do coração. Quando os dois parceiros irradiarem livremente e sem medo o amor do seu coração, seu sistema energético e o do outro serão visivelmente harmonizados. Os bloqueios atemorizantes se dissolvem, tornando possível o intercâmbio nos níveis de todos os sete chakras.

Nisso reside o motivo mais profundo de um relacionamemo sexual ser experimentado em toda a sua plenitude quando, acima da atração sexual, existir o sentimento do profundo amor entre os parceiros. Freqüências mais elevadas tornam-se atuantes, e a sexualidade transcende a ligação puramente física chegando a uma união espiritual.

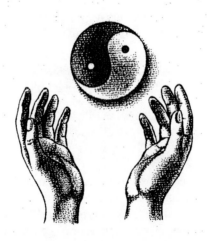

O jogo da vida,
Dualidade e Unidade.

Essa é a arte do tantra, ensinada e praticada há milênios. Nisso chega-se a uma experiência orgástica bem mais impetuosa do que comumente se julga possível. Essa experiência leva-nos, realmente, aos domínios de uma outra dimensão do sentimento e da emoção. Subitamente, ficamos cientes de que as energias sexuais não estão incluídas apenas em nossos órgãos genitais. Elas estão presentes em cada uma de nossas células, assim como no jogo das forças femininas e masculinas em todas as formas de expressão da Criação. A união total com um parceiro amado leva-nos a experimentar a união interior com o pulsar da vida no universo e, no momento do orgasmo, quando a dualidade deixa de existir por um instante, vivemos a união com o Ser absoluto, sem forma, que constitui a base e a meta do jogo das polaridades.

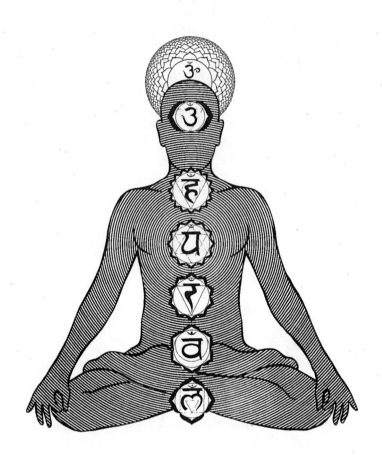

Primeiro Chakra

Chakra Muladhara, também chamado de Chakra Básico ou Centro do Cóccix.

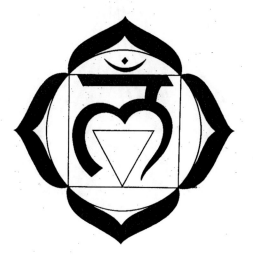

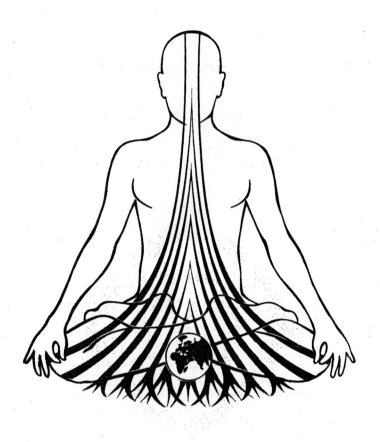

O primeiro chakra está situado entre o ânus e os genitais. É ligado ao cóccix e abre-se para baixo.

O Primeiro Chakra e suas Correlações

"**Cor**": O primeiro chakra, quando ativo, tem a cor vermelho-fogo.

"**Elemento Correspondente**": Terra.

"**Função dos Sentidos**": Olfato.

"**Símbolo**": Lótus de 4 folhas.

"**Princípio Básico**": Vontade física para ser (como pólo oposto à vontade espiritual para ser, do sétimo chakra).

"**Correlações Físicas**": Tudo o que é duro, como a coluna vertebral, os ossos, os dentes e as unhas, e o ânus, o reto, o intestino grosso, a próstata, o sangue e a construção celular.

"**Glândulas Correspondentes**": Supra-renais.
As supra-renais produzem a adrenalina e a noradrenalina que, através do controle da distribuição do sangue, têm a função de prover a circulação com o respectivamente necessário. Desse modo, o corpo fica pronto para a ação, podendo reagir de imediato às exigências que lhe são feitas. Além disso, as supra-renais têm influência dominante sobre o equilíbrio da temperatura do corpo.

"**Correlações Astrológicas**":
Áries/Marte: Novo início, energia vital primitiva, força de vontade, agressividade.
Touro: Ligação à Terra, estabilidade, propriedade, sensualidade.
Escorpião/Plutão: Repressão inconsciente, força sexual, transformação e renovação.
Capricórnio/Saturno: Estrutura, firmeza.
No *Ayurveda* também o Sol, como fonte de vida original, é relacionado com o chakra da raiz.

Tarefa e funcionamento do primeiro chakra

O chakra da raiz liga-nos com o mundo físico. Controla as energias cósmicas no nível físico, terreno, enquanto simultaneamente a energia da Terra penetra o nosso sistema energético de matéria sutil através desse chakra. Aqui entramos em contato com o "espírito da Mãe-Terra", experimentamos sua força elementar, seu amor e sua paciência.

As necessidades básicas individuais, bem como as globais, da vida e da sobrevivência neste planeta, situam-se na esfera de ação do primeiro chakra.

O "sim" para a vida na Terra, para a existência física e a disposição de atuar em harmonia com a força da Terra, e dela aprender, são as dádivas de um primeiro chakra aberto.

Assim, o chakra da raiz também é associado ao elemento terra, e sua cor é o vermelho da energia e da atividade do núcleo mais interno do nosso planeta. Confere-nos a firmeza terrena e o "solo firme" debaixo dos pés, sobre o qual podemos construir nossa vida, e supre-nos, ao mesmo tempo, com a energia necessária para uma atividade criativa no mundo. Além disso, proporciona-nos força de vontade e estabilidade.

A estruturação de uma existência, a segurança material e a "conservação da própria espécie" através da constituição de uma família, também pertencem à esfera de ação do primeiro chakra, assim como a sexualidade, como função física e como meio de procriação.

O chakra da raiz constitui o fundamento primordial e a fonte da força vital para os chakras mais elevados. Aqui estamos ligados ao reservatório de força inesgotável da energia Kundalini. Nele também se iniciam os três canais principais, o Sushumna, o Ida e o Pingala. Semelhante ao coração no corpo físico, o chakra básico é o ponto central do nosso sistema circulatório de energias sutis. Além disso, é a sede do inconsciente coletivo, cujo conhecimento acumulado se torna aqui acessível. Deveria estar equilibrado com o 7° chakra, para manter o equilíbrio interior do homem.

Funcionamento harmônico

Quando o seu chakra da raiz está aberto e funciona de modo harmonioso, você sente uma ligação profunda e pessoal com a Terra e suas criaturas, uma força vital límpida, uma fixação em si mesmo e na vida, satisfação, estabilidade e força interior. Você sente-se acomodado na circulação natural da vida, na mudança entre sossego e atividade, entre morte e novo nascimento. Suas ações são conduzidas pelo desejo de cooperar, de modo criativo, na formação da vida no planeta-mãe, em concordância com a força criadora da Terra, com a vida na natureza. Torna-se fácil realizar suas metas neste mundo. Sua vida é levada por uma confiança primária inabalável. Experimenta a Terra como um lugar seguro, no qual recebe tudo de que necessita: afeto, alimento, proteção e segurança. Assim você se abre confiantemente à vida, nesta Terra, e aceita tudo o que ela coloca à sua disposição, com gratidão.

Funcionamento desarmônico

Na tendência unilateral, ou funcionamento falho do chakra da raiz, seus pensamentos e ações giram primordialmente em torno dos bens materiais e da segurança, assim como dos atrativos e prazeres sensuais, como, por exemplo, boa comida, bebidas alcoólicas, sexo, etc. Você gostaria de incorporar a si mesmo aquilo que deseja sem pensar nas conseqüências. Ao mesmo tempo, pode ser bastante difícil para você dar e receber abertamente. Você tem a tendência de se proteger, de se separar dos demais. O fato de não poder desapegar-se, e de desejar reter as coisas, manifesta-se não raro no nível físico na forma de prisão de ventre e de obesidade.

O seu modo de agir é dirigido prioritariamente à satisfação das suas próprias necessidades. Nisso você omite ou passa inconscientemente por cima da necessidade dos outros, bem como das necessidades do seu próprio corpo, ansioso por alimentação sadia e comedida, por calma suficiente e por um modo equilibrado e harmonioso de viver.

Em cada extremo, prende-se a determinadas concepções e ambições, das quais não consegue fugir. Caso suas fixações sejam desafiadas pelas circunstâncias ou por outras pessoas, você reage facilmente de modo exaltado e irritado e, em situações extremas, também de modo agressivo e furioso. A imposição violenta dos próprios desejos e idéias situa-se, igualmente, na esfera de um chakra da raiz sujeito a perturbações.

A raiva, a irritação e a violência são, em última análise, mecanismos de defesa, indicando uma carência de confiança primária. Por trás disso está sempre o medo de perder algo, ou de nem chegar a receber esse algo, que lhe transmitiria confiança e bem-estar.

Para você, a Terra é um lugar que precisa ser dominado e explorado para que fique garantida a sobrevivência da humanidade. Assim, a exploração abusiva das forças da Terra praticada hoje em dia e a destruição do seu equilíbrio natural são sintomas de um distúrbio no chakra da raiz da maioria das pessoas da atualidade.

Hipofuncionamento

Se o seu chakra da raiz estiver bloqueado ou fechado, sua constituição física é bastante fraca e você tem pouca resistência física e psíquica. Muitas coisas na vida lhe trazem preocupação e os sentimentos de insegurança são velhos conhecidos seus. Possivelmente, você tem a sensação de não ter solo firme debaixo dos pés, e se sente "suspenso no ar" ou "não inteiramente aqui". Não é fácil para você dar conta das exigências da vida e falta-lhe com freqüência força de vontade e estabilidade. Desse modo, a vida freqüentemente lhe parece um fardo e não uma alegria. Você anseia quase continuamente por uma vida mais leve, mais agradável e menos exigente.

Se tiver desenvolvido os chakras superiores de modo unilateral, o hipofuncionamento do chakra da raiz também pode transmitir-lhe um sentimento de não pertencer inteiramente a esta Terra. Uma vez que consegue absorver muito pouco da força vital elementar da Terra através do chakra da raiz, origina-se, em certos casos, em combinação com bloqueios no chakra do sacro e no chakra do plexo solar, uma mania de esquivar-se, numa reação de fuga. Todavia, você será confrontado com os problemas da "vida terrena" até aprender a aceitá-los como marcos de um desenvolvimento total.

Possibilidades de purificação e de ativação do primeiro chakra

Contato com a natureza

A observação de um sol cor de sangue, nascente ou poente, bem como da aurora ou de um pôr-do-sol brilhante, anima e harmoniza o chakra da raiz e desbloqueia estruturas que se contraíram na sua esfera de ação.

Para entrar em contato com a força apaziguadora, estabilizadora e criativa do nosso planeta através do primeiro chakra, basta que você se sente no chão fresco, na posição de Lótus ou de alfaiate, e inale conscientemente o odor da terra.

Se puder conjugar esses dois contatos com a natureza, conseguirá um efeito ótimo, integral, sobre o chakra da raiz.

Terapia dos sons

Forma de Música: A música de ritmos monótonos, fortemente acentuados, presta-se bem à "ativação" do chakra da raiz. A música antiga de muitos povos primitivos expressa esse tipo de música da melhor maneira. Assim também suas danças objetivam proporcionar a ligação com a natureza, com suas forças e seus seres.

Para "harmonizar" o chakra da raiz, você pode usar os sons da natureza. Esses existem, hoje em dia, gravados em fitas cassete e em discos, caso não os possa ouvir *in loco*.

Vogal: Ao chakra da raiz corresponde a vogal "u". Ela vibra no Dó baixo da escala musical. O som "u" estimula um movimento dirigido para baixo, na direção das raízes, leva-o às profundezas do subconsciente e desperta as forças primitivas, terrenas, do primeiro chakra.

Mantra: LAM.

Cromoterapia

O primeiro chakra é ativado pela cor vermelha, clara e brilhante. A cor vermelha aquece e anima, dá vitalidade, força vital e coragem. Quando o vermelho está misturado com um pouco de azul, ajuda-o a impregnar de força espiritual os impulsos vitais.

Terapia das pedras preciosas

Ágata: Proporciona seriedade, firmeza e equilíbrio. Ajuda a dissolver as emoções negativas e protege o ser interior. Desperta a valorização do próprio corpo e age de modo construtivo sobre os órgãos de reprodução. Placas de ágata com inclusão cristalina dão à vida, em desenvolvimento no seu interior – quer se trate de um filho físico ou espiritual –, segurança e proteção. Proporcionam confiança e facilitam o parto.

Hematita: A hematita, também chamada de pedra sangüínea, transmite firmeza e força, edificando e fortalecendo o corpo, e mobiliza forças ocultas. Ajuda, desse modo, a curar os estados de fraqueza e facilita a recuperação depois de uma doença. Além disso, promove a formação sadia do sangue e das células.

Jaspe Sangüíneo: O jaspe sangüíneo vermelho-esverdeado liga você à força elementar e ao amor paciente da Mãe-Terra. Ensina-lhe o altruísmo e a modéstia, fortalece o sangue, dá vitalidade e estabilidade, firmeza e paciência. Purifica e transforma o corpo físico, e transmite o sentimento de proteção no ciclo natural da vida, do qual podemos extrair força e paz.

Granada: A granada dá força impulsionadora, força de vontade, autoconfiança e sucesso. Abre a visão para o oculto até a clarividência. Estimula a sexualidade e ajuda a torná-la uma força transformadora e construtiva. No nível físico, cura as doenças dos órgãos genitais e estimula a circulação sangüínea.

Coral Vermelho: O coral vermelho dá a força e a energia fluente da vida. Age de modo estimulante e animador, auxiliando na formação do sangue. Proporciona estabilidade e, ao mesmo tempo, a flexibilidade, de modo que você possa se manter firme, enquanto acompanha o fluxo da vida.

Rubi: O rubi transmite uma energia vivificante, aquecedora e criativa, que leva à purificação e à transformação. Estabelece uma ligação harmoniosa entre o amor físico e o espiritual, entre a sexualidade e a espiritualidade, que possibilita novas formas de experiência.

Aromaterapia

Cedro: O odor áspero do óleo de cedro une você às forças terrenas e aos seres da natureza. Ajuda a acumular energias, transmite paz e o sentimento de proteção no colo da Mãe-Terra.

Cravo: O óleo do cravo-da-índia ajuda na dissolução de energias bloqueadas no chakra da raiz. Estimula a disposição de liberar as estruturas bloqueadas que se formaram pela nossa necessidade de limitação e segurança, e dá a disposição de nos abrirmos para energias novas e revigorantes. Assim, provoca mudança e renovação, se você aceitar a mensagem das suas vibrações.

Formas de ioga que agem, principalmente, através do primeiro chakra

Hatha-Ioga: Desdobramento da consciência através da purificação e do estímulo do corpo físico, por meio de determinados exercícios e posições físicas, em combinação com exercícios de respiração.

Kundalini-Ioga: O despertar da assim chamada força serpentina que, partindo do cóccix, ascende paralelamente à coluna vertebral e, na sua subida, ativa e anima os demais chakras. Para isso, existem os mais variados tipos de exercícios físicos e mentais.

Segundo Chakra

Chakra Svadhisthana, também chamado de Chakra do Sacro ou Centro do Sacro.

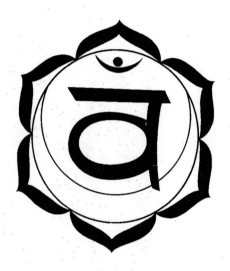

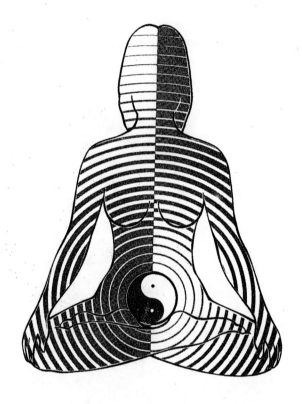

O segundo chakra localiza-se acima dos genitais. É ligado ao cóccix (em latim: *os sacrum*) e abre-se para a frente.

O Segundo Chakra e suas Correlações

"**Cor**": Laranja.

"**Elemento Correspondente**": Água.

"**Função dos Sentidos**": Paladar.

"**Símbolo**": Lótus de 6 folhas.

"**Princípio Básico**": Reprodução criativa do ser.

"**Correlações Físicas**": Quadris, órgãos de reprodução, rins, bexiga; tudo o que é líquido, como o sangue, a linfa, os sucos digestivos, o esperma.

"**Glândulas Correspondentes**": Glândulas sexuais – ovários, próstata, testículos.

A função das glândulas sexuais é o desenvolvimento das características sexuais masculinas e femininas, bem como a regulagem do ciclo feminino.

"**Correlações Astrológicas**":
Câncer/Lua: Riqueza de sentimentos, receptividade, fertilidade.
Libra/Vênus: Dedicação, relacionamentos de parceria, sensualidade, senso artístico.
Escorpião/Plutão: Desejo sensual, transformação da personalidade através do abandono do Eu no relacionamento sexual.

Nota: Em alguns textos, é indicado o chakra do baço como sendo o segundo. Trata-se, contudo, de um importante chakra secundário que, em sua função, está ligado ao terceiro chakra. Essa alteração do sistema primitivo tem origem na negação da sexualidade em algumas escolas esotéricas. Posteriormente, ocorreram combinações dos sistemas, de modo que atualmente a esfera da sexualidade é, com freqüência, relacionada com o chakra do baço e também com o chakra da raiz.

Tarefa e funcionamento do segundo chakra

O segundo chakra é o centro das emoções, da energia sexual e das forças criativas primitivas e não purificadas. Corresponde ao elemento água, do qual toda a vida biológica se originou e que, na astrologia, se relaciona com a esfera dos sentidos. A água fecunda e favorece a formação de novas vidas na Criação. Através do chakra do sacro participamos das energias fecundantes e acolhedoras que permeiam toda a natureza. Percebemos nós mesmos como parte de um processo de criação contínuo, que se expressa em nós mesmos e por nosso intermédio na forma de sentimentos e ações criativas.

O chakra do sacro é considerado freqüentemente como o verdadeiro lugar de Shakti, o aspecto "feminino" de Deus, em forma de criatividade. Sua esfera de ação inclui, no homem, os órgãos de reprodução que contêm o impulso para a formação de nova vida. Na mulher, encontramos aqui as esferas nas quais ela recebe o impulso criativo, deixando que se forme uma vida nova, onde o ser em desenvolvimento é protegido, alimentado e suprido com tudo aquilo de que necessita para o seu crescimento.

Entretanto, o elemento água também purifica e limpa. Ele dissolve e lava aquilo que está solidificado e que se opõe ao seu fluxo. Isso se expressa no âmbito físico pela ação desintoxicante e eliminadora dos rins e da bexiga. No nível psíquico, é experimentado através do desprendimento e do livre fluxo dos sentimentos através dos quais estamos prontos a experimentar a vida original e sempre nova.

Nossos relacionamentos interpessoais, sobretudo com o sexo oposto, são caracterizados decisivamente pela função do segundo chakra. As múltiplas variedades do erotismo pertencem à sua esfera de ação, bem como o desapego do Ego limitado e a experiência de uma união profunda através do ato sexual.

Funcionamento harmônico

O funcionamento harmônico de um chakra do sacro aberto é representado pelo fluxo natural com a vida e os sentimentos. Você é franco e natural com as outras pessoas, especialmente com o sexo oposto. A união sexual com uma pessoa amada constitui para você uma oportunidade de se envolver na dança das energias masculinas e femininas da Criação a fim de experimentar uma união superior com toda a natureza e crescer no sentido de uma totalidade interior.

Você sente que o rio da vida, na Criação, flui através do seu corpo, da sua alma e do seu espírito. Desse modo, você participa da profunda alegria da Criação e a vida causa-lhe grande admiração e entusiasmo. Seus sentimentos são espontâneos, suas ações criativas e tornam a sua vida produtiva, bem como a dos outros.

Funcionamento desarmônico

O funcionamento falho do chakra do sacro tem início, comumente, na puberdade. As forças sexuais em desenvolvimento ocasionam uma incerteza, pois os pais e educadores raramente estão em condições de ensinar o uso correto dessas energias. Freqüentemente, tem-se notado, desde a infância, uma falta de carinho e de proximidade física. Dessa forma, pode ocorrer mais tarde uma negação ou recusa da sexualidade, acarretando a perda da expressão despreocupada do seu potencial criativo, fazendo com que as energias se manifestem de modo inconveniente. Isso acontece muitas vezes na forma de fantasias sexuais exageradas ou de instintos reprimidos, que de tempos em tempos procuram se expressar. Outro efeito possível será o uso da sexualidade como se fosse uma droga que vicia. Também aqui o seu potencial criativo não é reconhecido, mas levado por caminhos errados. Em ambos os casos surgem incertezas e tensões com relação ao outro sexo. Sua sensualidade é relativamente grosseira, e você tende a dar preferência à satisfação das suas necessidades sexuais.

Talvez você também esteja simplesmente vivendo com o constante desejo por um relacionamento sexual extasiante, sem reconhecer que o motivo de esse desejo não se realizar está em você mesmo.

Com a perda da ingenuidade e da inocência no trato com as energias sexuais, você também perde a sinceridade para a expressão dessas energias na Criação, para o jogo de forças do Yin e do Yang e, com isso, a admiração infantil pelas maravilhas da vida.

Hipofuncionamento

O funcionamento insuficiente do chakra do sacro surge, na maioria dos casos, já na infância. É provável que os pais já tenham reprimido a sua própria sensualidade e sexualidade, pois faltava-lhes o estímulo sensual, o contato, as carícias, o carinho. A conseqüência foi que você retraiu totalmente sua capacidade de realizações nesse sentido.

Na puberdade, você bloqueou totalmente as energias sexuais em erupção. Devido a essa repressão "bem-sucedida", ocorre agora uma falta de autovalorização, uma cristalização das emoções, bem como frieza sexual. A vida parece-lhe triste e pouco digna de ser vivida.

Possibilidades de purificação e de ativação do segundo chakra

Contato com a natureza

A observação da luz da Lua e ou o toque de uma água límpida, o contato com a natureza, revigoram o segundo chakra.

A Lua, sobretudo a Lua Cheia, estimula os seus sentimentos e torna-o receptivo às mensagens da sua alma, que desejam se expressar em imagens de fantasia e de sonho.

A observação tranqüila de águas límpidas e naturais, um banho nas mesmas, ou alguns goles tomados de uma fonte cristalina límpida, ajudam-no a purificar e a clarear a alma, libertando-a de bloqueios e congestionamentos, para que a vida volte a fluir livremente no seu interior.

Se você puder conjugar a observação da Lua e o contato com a água, terá criado um efeito ótimo sobre o segundo chakra.

Terapia dos sons

Forma de Música: Para a "ativação" do segundo chakra, qualquer tipo de música fluente que desperte uma vida alegre e descontraída é apropriado. Os ritmos agradáveis de danças populares e de salão incluem-se aqui, como, aliás, qualquer música que faça fluir suas emoções.

Para "acalmar e harmonizar" o chakra do sacro, você poderá ouvir o canto dos passarinhos, o ruído de água corrente na natureza ou também o murmúrio de uma pequena fonte no interior da sua casa.

Vogal: O chakra do sacro é ativado pelo "o" fechado, como na palavra "sofá". Vibra no Ré da escala musical. A palavra "o" liberta um movimento circular. Na sua forma fechada, na qual se inclina para o "u", desperta a profundeza dos sentimentos, levando-o à totalidade circular, na qual o Yin e o Yang, a energia feminina e a masculina alcançam a unidade, através de um harmonioso e fluente jogo de forças conjuntas.

Na nossa língua, a exclamação "oh" expressa uma surpresa intuitiva. Assim também o "o" anima a habilidade que temos para nos admirarmos das maravilhas da Criação.

Mantra: VAM.

Cromoterapia

A cor laranja clara ativa o segundo chakra. Essa cor transmite uma energia estimulante e renovadora, livrando-nos de padrões emocionais cristalizados. Promove o sentimento de autovalorização e desperta a alegria do prazer sensual. No *Ayurveda* afirma-se que o laranja é a cor interior da água.

Terapia das pedras preciosas

Cornalina: A cornalina une você à beleza e à força criadora desta Terra. Ajuda-o a viver o momento e estimula a concentração. Traz de volta a admiração pelas maravilhas da Criação, deixa a vida fluir novamente e anima a força de expressão criativa.

Ortoclásio (Pedra-da-Lua): O ortoclásio torna-o receptivo à sua riqueza de sentimentos interiores. Liga-o ao seu lado sensível, receptivo e sonhador, e ajuda-o a aceitá-lo e a integrá-lo na sua personalidade. Afasta o medo das sensações e age de modo harmonizador sobre o equilíbrio emocional.

No plano físico, ajuda na purificação de canais linfáticos bloqueados e cuida, nas mulheres, para que haja um estado hormonal equilibrado.

Aromaterapia

Ilang-Ilang: O óleo fino, extraído das flores da árvore Ilang-Ilang, é um dos afrodisíacos mais conhecidos. Ele age como tranqüilizante e, ao mesmo tempo, torna-o sensível a percepções sensuais mais sutis. Seu doce odor transmite uma sensação de segurança, à qual você entrega, por sua vez, o fluxo dos sentimentos. Emoções reprimidas ou perturbadas são afastadas e dissolvidas.

Sândalo: O óleo de sândalo costumava ser usado, no Oriente, para aumentar as energias sexuais e para levar a união com um parceiro amado ao nível de uma experiência espiritual. Além disso, excita a fantasia e desperta o prazer pela ação criativa. As vibrações do óleo de sândalo promovem a integração de energias espirituais em todos os níveis de nossos modos de pensar, de sentir e de agir.

Forma de ioga que age principalmente através do segundo chakra

Tantra-Ioga: No Tantra, a natureza inteira é considerada como um jogo de forças femininas e masculinas, de Shakti e Shiva, que, numa dança criadora incessante, produzem o mundo das manifestações.

Através da abertura de todos os sentidos, de um "Sim" total à vida, e através do aperfeiçoamento e da elevação da experiência sexual, o Tantra se esforça em obter participação nessa "sexualidade cósmica".

Terceiro Chakra

Chakra Manipura, também chamado de Chakra do Plexo Solar ou Chakra do Umbigo. Encontramos também a denominação Chakra do Baço, do Estômago e do Fígado.

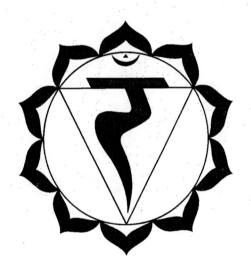

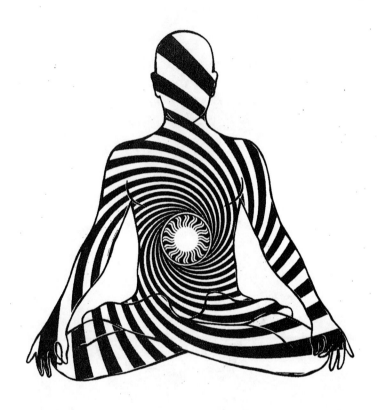

O terceiro chakra está situado cerca de dois dedos acima do umbigo. Abre-se para a frente.

O Terceiro Chakra e suas Correlações

"**Cores**": Amarelo e amarelo-dourado.

"**Elemento Correspondente**": Fogo.

"**Função dos Sentidos**": Visão.

"**Símbolo**": Lótus de 10 folhas.

"**Princípio Básico**": Constituição do ser.

"**Correlações Físicas**": Parte inferior das costas, cavidade abdominal, sistema digestivo, estômago, fígado, baço, vesícula biliar, sistema nervoso vegetativo.

"**Glândula Correspondente**": Pâncreas.
O pâncreas desempenha um papel importante na transformação e digestão dos alimentos. Produz o hormônio insulina, de significado decisivo no equilíbrio do açúcar no sangue e na transformação dos hidratos de carbono. As enzimas isoladas pelo pâncreas são importantes para a assimilação das gorduras e proteínas.

"**Correlações Astrológicas**":
Leão/Sol: Calor, força, plenitude, empenho por reconhecimento, poder e status.
Sagitário/Júpiter: Afirmação das experiências da vida, crescimento e expansão, síntese, sabedoria, integridade.
Virgem/Mercúrio: Decifração, análise, adaptação, serviço abnegado.
Marte: Energia, atividade, disposição para negociar, imposição da própria personalidade.

Tarefa e funcionamento do terceiro chakra

O terceiro chakra encontra na literatura os mais variados significados. Sua posição é indicada de forma diversa conforme o caso (veja pág. 22). Trata-se aqui de um chakra principal e de vários chakras secundários que, todavia, são tão fortemente entrelaçados que podem ser reunidos num chakra principal.

Assim, cabe ao terceiro chakra um complexo campo de tarefas. Ele é relacionado com o elemento fogo. Fogo significa luz, calor, energia e atividade e, no nível espiritual, purificação.

O chakra do plexo solar representa o nosso Sol, o nosso centro de força. Aqui absorvemos a energia do Sol que, entre outros, nutre o nosso corpo etérico e com isso também confere vitalidade ao corpo físico, mantendo-o. No terceiro chakra, entramos num relacionamento ativo com as coisas do mundo e com outras pessoas. Este é o setor do qual a nossa energia emocional flui para o exterior. Nossos relacionamentos, nossas simpatias e antipatias, bem como a capacidade de estabelecer relacionamentos emocionais duradouros são amplamente dirigidos por esse chakra.

Para o homem comum, o terceiro chakra é a sede da personalidade. É o lugar no qual encontra a sua identificação social e onde procura confirmá-la através da força pessoal, da eficiência e da vontade de dominar, ou também através da adaptação às normas sociais.

Uma importante tarefa do terceiro chakra consiste em purificar os instintos e desejos dos chakras inferiores, em dirigir e aproveitar conscientemente sua energia criativa, bem como em manifestar a plenitude espiritual dos chakras superiores no mundo material, para atingir, em todos os níveis, a maior realização possível na vida.

O terceiro chakra está em contato direto com nosso corpo astral, também denominado corpo dos desejos ou dos apetites, e que é o portador das nossas emoções. Os impulsos vitais, bem como os desejos e sentimentos dos chakras inferiores são aqui abertos, "digeridos" e, com isso, transformados numa energia mais elevada, antes de serem empregados, junto com as energias dos chakras superiores, para uma estruturação consciente da nossa vida.

Na região do fígado, encontramos um princípio correspondente no nível físico. O fígado tem a função, em conjunto com o sistema digestivo, de analisar a alimentação ingerida, de separar o útil do inútil, de transformar o inútil em substâncias aproveitáveis e de levá-las aos setores apropriados do corpo.

A confirmação e a integração conveniente dos sentimentos e desejos, bem como das experiências da vida, levam à expansão e à abertura do terceiro chakra, fazendo crescer cada vez mais a luz no nosso interior e iluminando, de forma crescente, nossa vida e nosso mundo.

Nossa disposição geral depende fortemente da qualidade de luz que deixamos entrar no nosso interior. Sentimo-nos lúcidos, alegres e interiormente completos quando o terceiro chakra está aberto. Ao contrário, quando a nossa disposição é desequilibrada e obscurecida, é sinal de que esse chakra está bloqueado ou perturbado. Essa sensação é projetada toda vez para o mundo exterior, de modo que a vida inteira nos pareça clara ou escura. A quantidade de luz no nosso interior determina a clareza da nossa visão e a qualidade daquilo que observamos.

Através da crescente integração e da unificação interior, a luz amarela da compreensão intelectual aos poucos se transforma, no terceiro chakra, na luz dourada da sabedoria e da plenitude.

Também percebemos diretamente, através do terceiro chakra, a vibração de outras pessoas, e reagimos então de acordo com essa qualidade vibratória. Quando somos confrontados com vibrações negativas, experimentamos aqui, com freqüência, um perigo ameaçador. Isso pode ser reconhecido pela contração súbita do terceiro chakra, como um mecanismo temporário de proteção. Isso, no entanto, torna-se supérfluo quando nossa luz interior fica tão forte a ponto de ser irradiada vigorosamente para fora, envolvendo nosso corpo como um manto protetor.

Funcionamento harmônico

Quando o seu terceiro chakra está aberto e funciona em harmonia, ele lhe transmite uma sensação de paz, de harmonia interior consigo mesmo, com a vida e com a sua posição nela. Você pode aceitar a si mesmo em todo o seu ser, e está em condições de respeitar, igualmente, os sentimentos e as peculiaridades das outras pessoas.

Você tem a faculdade natural de aceitar sentimentos, desejos e experiências da vida, de reconhecer a função dos mesmos para o seu desenvolvimento, de observá-los sob a "luz certa" e de integrá-los na sua personalidade de modo que o levem à unificação total.

Seu modo de agir está espontaneamente em harmonia com as leis naturais em ação no universo inteiro, bem como no homem. Estimulante da evolução, tal como é, o terceiro chakra contribui para que você consiga, para si mesmo como para seus iguais, riqueza e plenitude interior e exterior. Você fica cheio de luz e de força. Sua clareza interior envolve todo o seu corpo. Por esse motivo, protege-o de vibrações negativas e irradia-se para o seu meio ambiente.

Em conjunto com um chakra frontal e coronário abertos, você reconhece que tudo o que é visível consiste em diversos tipos de vibrações da luz. Seus desejos se concretizam sem esforço, pois você está tão estreitamente ligado a tudo pela força da luz que atrai para si, como um ímã, tudo o que você deseja.

Assim, torna-se real na sua vida a percepção de que a plenitude é sua por direito de nascimento e como sua herança divina.

Funcionamento desarmônico

Na ênfase unilateral e na falha do terceiro chakra, você quer influenciar tudo com o seu ponto de vista. Você quer controlar tanto o seu mundo interior como o exterior, exercer poder e conquistar. Contudo, sente-se nisso impulsionado por uma inquietação interior e pela insatisfação. Talvez tenha recebido pouco reconhecimento na sua infância e juventude. Assim, não teve oportunidade para desenvolver um verdadeiro sentimento de autovalorização e agora procura, na vida exterior, essa confirmação e satisfação que faltam no seu interior. Com isso, desenvolve um enorme impulso de atividade com o qual tenta encobrir o sentimento corrosivo da insuficiência. Falta-lhe a serenidade interior e você sente dificuldade para se desprender e relaxar.

Prioritariamente interessado em conquistar reconhecimento e riqueza material, você é, possivelmente, muito bem-sucedido até.

O conceito de que tudo é possível faz com que sentimentos "importunos" e indesejados sejam controlados ou reprimidos. Como conseqüência, suas emoções ficam estancadas. Todavia, de tempos em tempos, elas rompem esse muro de resistência e controle e o inundam, sem que você esteja em condições de dirigi-las de modo apropriado. Você também é facilmente irritável e, no seu nervosismo, exterioriza uma porção daquela raiva que engoliu no decorrer do tempo sem digeri-la.

Por fim, você tem de constatar que o simples empenho por obter riqueza e reconhecimento exterior não pode proporcionar-lhe uma satisfação duradoura.

Hipofuncionamento

No funcionamento deficiente do terceiro chakra, a pessoa costuma se sentir abatida e sem ânimo. Em todo lugar vê obstáculos que se opõem à realização dos seus desejos.

O livre desenvolvimento da sua personalidade talvez já tenha sido fortemente bloqueado na infância. Por medo de perder o reconhecimento dos pais ou educadores, você reprimiu quase totalmente a expressão dos seus sentimentos e absorveu muito daquilo que não podia digerir. Desse modo, formaram-se "escórias emocionais", que atenuam a força fogosa do chakra do plexo solar e tiram a força e a espontaneidade dos seus desejos e ações.

Ainda hoje você tenta conseguir reconhecimento por essa adaptação, o que o leva a uma rejeição e integração insuficiente dos desejos e emoções vitais. Em situações difíceis, você sente uma indisposição no estômago ou fica tão nervoso que as suas ações mostram a sua distração ou descontrole.

Você preferiria esquivar-se de novos desafios. Experiências novas causam-lhe medo e você não se sente realmente à altura da assim chamada luta pela vida.

Possibilidades de purificação e de ativação do terceiro chakra

Contato com a natureza

A luz dourada do sol corresponde à luz, ao calor e à força do chakra do plexo solar. Ao abrir-se às influências desse chakra, essas qualidades são ativadas no seu interior.

A observação de um campo ensolarado de trigo ou de cereais proporciona-lhe, além disso, a experiência da plenitude manifestada, como ressonância ao calor e à força luminosa do sol.

No centro do girassol, na unidade do círculo em movimento, você encontra padrões em forma de espiral e, nas pétalas, a luz dourada irradiando-se para fora. Concentrando-se no padrão dessa mandala natural, você fica sabendo que, na experiência interior da unidade, encontram-se movimentos e atividades ordenadas e, ao mesmo tempo, rítmicas, que são manifestadas de forma vigorosa, alegre e ao mesmo tempo suave e cheia de beleza.

Terapia dos sons

Forma de Música: O terceiro chakra é "ativado" por ritmos fogosos. A música orquestrada, com sua combinação harmoniosa de uma multiplicidade de sons, pode ser usada para a "harmonização" do chakra do plexo solar. No caso de hiperatividade, qualquer música relaxante que o leve ao centro do seu interior se presta para acalmá-lo.

Vogal: O chakra do plexo solar está conjugado a um "o" aberto, tal como é encontrado na palavra "sol". Vibra no Mi da escala musical. Também aqui o "o" provoca um movimento circular, dirigido para fora através da abertura do "o". Ele estimula a formação exterior do ser, partindo de uma perfeição interior. O "o" aberto pende para o "a" do chakra do coração. Contribui com a manifestação de amplidão, plenitude e alegria no mundo.

Mantra: RAM.

Cromoterapia

O amarelo-claro e dourado ativa e fortalece a função do terceiro chakra. Essa cor anima a atividade dos nervos e do pensamento e estimula o contato e o intercâmbio com outras pessoas. Conduz a um sentimento de relaxamento interior, proporciona alegria e um desprendimento jovial. Se você for passivo ou sonhador, o amarelo-claro o ajudará a ingressar ativamente na vida. Além disso, essa cor estimula tanto a assimilação física como a "assimilação psíquica".

A tonalidade amarelo-dourada age de modo esclarecedor e calmante no caso de problemas e doenças espirituais. Ela favorece a atividade mental e proporciona aquele tipo de sabedoria que é fruto da experiência.

Terapia das pedras preciosas

Olho-de-Tigre: O olho-de-tigre cria tanto a força visual exterior como a interior. Aguça a mente e ajuda a reconhecer os próprios erros e a agir com compreensão.

Âmbar: O âmbar proporciona calor e certeza. Sua força solar leva-o rumo à alegria maior e a uma luz mais clara. Confere-lhe compreensão e mostra-lhe como pode conseguir a realização na vida. Assim, o âmbar também significa sorte nos empreendimentos.

No plano físico, limpa e purifica o organismo, age de modo a equilibrar o sistema digestivo e as glândulas hormonais, além de limpar e fortalecer o fígado.

Topázio: O topázio dourado impregna você substancialmente com a força irradiante e a luz aquecedora do Sol, proporcionando-lhe maior consciência, atenção, clareza, alegria e vivacidade. Além disso, afasta sentimentos opressivos e pensamentos sombrios – uma ajuda nos casos de medo e de depressão. Fortalece e estimula o corpo inteiro e promove a digestão física e mental.

Citrina: A citrina transmite bem-estar, calor e vivacidade, segurança e certeza. Ajuda-o a lidar com as experiências da vida e a integrá-las na personalidade, bem como a transferir percepções intuitivas para a vida diária. Provoca plenitude interior e exterior e proporciona-lhe apoio na realização dos seus objetivos.

No plano físico, promove a eliminação de substâncias venenosas e ajuda nos distúrbios digestivos e na diabete. Além disso, estimula o fluxo sangüíneo e a atividade nervosa.

Aromaterapia

Lavanda: O óleo de lavanda age de modo calmante e relaxante sobre um terceiro chakra hiperativo. Suas vibrações suaves e agradáveis ajudam na eliminação e na transformação de emoções acumuladas.

Rosmaninho: O picante óleo de rosmaninho é especialmente apropriado no hipofuncionamento do chakra do plexo solar. Ele anima e estimula, ajudando a vencer a preguiça, além de dar disposição para todo tipo de atividade.

Bergamota: As vibrações do óleo obtido dos frutos da árvore de bergamota estão plenas de luz. Seu odor fresco e cítrico fortalece nossas energias nervosas. Confere autoconfiança e auto-segurança.

Forma de ioga que age principalmente através do terceiro chakra

Karma-Ioga: A Karma-Ioga estimula o desprendimento nas ações sem que a pessoa pense nos resultados e frutos pessoais de suas ações. Dessa maneira, o praticante da Karma-Ioga acata a vontade divina e age em harmonia com as forças naturais da evolução, reflexo da vontade de Deus na Criação.

Quarto Chakra

*Também denominado Chakra Anahata,
Chakra do Coração ou Centro do Coração.*

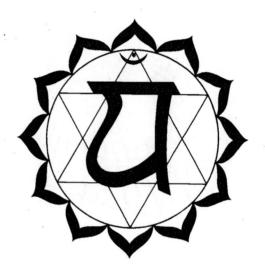

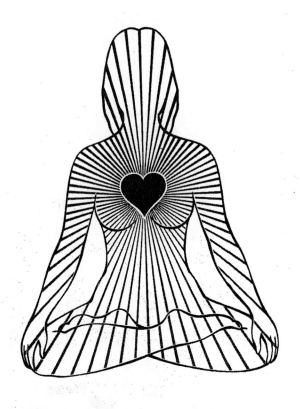

O quarto chakra está situado na altura do coração, no meio do peito. Abre-se para a frente.

O Quarto Chakra e suas Correlações

"**Cores**": Verde; também o rosa e o dourado.

"**Elemento Correspondente**": Ar.

"**Função dos Sentidos**": Tato.

"**Símbolo**": Lótus de 12 folhas.

"**Princípio Básico**": Abnegação do ser.

"**Correlações Físicas**": Coração, parte superior das costas, junto com o peito e a cavidade torácica; a área inferior dos pulmões, o sangue e a circulação sangüínea; a pele.

"**Glândula Correspondente**": Timo.
O timo regula o crescimento e dirige o sistema linfático. Além disso, tem a tarefa de estimular e de fortalecer o sistema imunológico.

"**Correlações Astrológicas**":
Leão/Sol: Ardor, cordialidade, generosidade.
Libra/Vênus: Contato, amor, empenho em estabelecer a harmonia.
Saturno: Superação do ego individual, o que possibilita o amor incondicional.

Tarefa e funcionamento do quarto chakra

O chakra do coração é o centro do sistema dos chakras. Nele se unem os três centros inferiores, físicos e emocionais, com os três centros superiores, mentais e espirituais. Seu símbolo é o hexágono, que demonstra plasticamente como as energias dos três chakras superiores e as dos três inferiores se penetram mutuamente. O quarto chakra está ligado ao elemento ar e ao sentido do tato. Ele se relaciona com o movimento do coração, com o movimento em direção a algo, o contato, o deixar-se tocar e o estar em contato com as coisas. Encontramos aqui a capacidade de compreender e de compartilhar as coisas, de nos sintonizarmos e de vibrar em conjunto. Através desse centro, também nos damos conta da beleza da natureza, bem como da harmonia na música e na poesia. Aqui, imagens, palavras e sons são transformados em sentimentos.

A tarefa do chakra do coração é a união através do amor. Cada anseio por um contato mais íntimo, pela união de dois numa só pessoa, por harmonia e amor, se expressa através do chakra do coração, também quando vem ao nosso encontro na sua forma ''mágica'' de tristeza, dor, medo de separação, perda de amor, etc.

Na sua forma purificada e totalmente aberta, o chakra do coração é o centro do amor verdadeiro, incondicional, um amor que existe por si mesmo, que não se pode conseguir ou perder. Em conjunção com os chakras superiores, esse amor se transforma em Bhakti, o amor divino, e leva à compreensão da presença divina em toda a Criação, à união com o núcleo mais interior, o coração de todas as coisas no universo. O caminho do coração até esse objetivo é feito através do amável e compreensivo ''sim'' que dizemos a nós mesmos, como condição para o ''sim'' que dizemos ao outro e à vida.

Quando tivermos aceito, através do terceiro chakra e pelo reconhecimento de que todas as experiências da vida, desejos e emoções têm um sentido mais profundo, que devemos integrar numa ordem mais ampla através de um aprendizado, encontramos no quarto chakra uma aceitação carinhosa, que surge da intuição do coração de que todos os sentimentos e expressões da vida provieram primitivamente do anseio por amor, por unificação com a vida, e que, assim, em última análise, são uma expressão do amor.

Com as negações produzimos separação e negatividade. O "sim" positivo e carinhoso, no entanto, produz uma vibração na qual formas de expressão e sentimentos negativos não se podem sustentar e são dissolvidos. Talvez você já tenha percebido que um sentimento intenso de tristeza, de raiva ou de desespero foi neutralizado, quando você dedicou a esse sentimento a sua atenção carinhosa, imparcial e sem preconceitos. Experimente-o uma vez.

Quando sofremos dores ou doenças, podemos observar que, pela dedicação carinhosa ao órgão ou à parte adoentada do corpo, a recuperação pode ser bastante apressada.

Assim, através do chakra do coração, dispomos de um grande potencial de mudança e de cura – tanto para nós mesmos como para outros. O amor a nós mesmos, a admissão e aceitação do nosso ser inteiro, do fundo do coração, pode transformar-nos fundamentalmente e nos curar. E ele é a condição para um amor pleno com relação aos outros, para a compaixão, a compreensão e a profunda alegria de viver.

O chakra do coração é um centro cuja força se irradia de modo particularmente forte para fora. Um chakra do coração aberto atuará espontaneamente de modo a curar e a transformar as outras pessoas. (Contudo, numa atividade de cura conscientemente instituída, o chakra frontal também estará envolvido.)

O chakra do coração irradia as cores verde, rosa e, por vezes, também a dourada. O verde é a cor da cura, bem como da harmonia e da simpatia. Quando um vidente de aura percebe, no âmbito do chakra do coração de uma pessoa, uma cor verde clara, isso significa para ele uma pronunciada capacidade de cura. Uma aura dourada, impregnada de rosa, demonstra uma pessoa que vive num amor puro e dedicado ao divino.

O chakra do coração muitas vezes é chamado de porta para a alma, pois não é apenas a sede dos nossos mais profundos e vivos sentimentos de amor, mas também podemos, através desse centro de energia, entrar em contato com a parte universal da nossa alma, com a centelha divina no nosso interior. Ele também desempenha um papel decisivo no aperfeiçoamento da percepção envolvida na abertura do chakra frontal, do assim chamado terceiro olho, pois representa a abnegação, que nos torna receptivos aos âmbitos mais sutis da Criação. Isso significa que, com o desenvolvimento do chakra do coração, simultaneamente evoluem as mais elevadas faculdades do chakra frontal.

Dessa maneira, muitas disciplinas espirituais do Oriente e do Ocidente estão voltadas em especial para a abertura do chakra do coração.

Funcionamento harmônico

Quando o seu chakra do coração está totalmente aberto e trabalha em harmonia com os demais chakras, você é um canal do amor divino. As energias do seu coração podem transformar o seu mundo, e unir, reconciliar e curar as pessoas ao seu redor. Você irradia um calor, uma cordialidade e um contentamento naturais, que abrem o coração dos outros, despertam confiança e proporcionam alegria. A compaixão e a solicitude são para você algo absolutamente natural.

Seus sentimentos são livres de tumultos e conflitos internos, de dúvidas e de incerteza. Você ama com boa vontade, pela alegria de dar, sem esperar nada em troca. Você se sente em casa e protegido no meio de toda a Criação. Tudo o que você faz é feito de "todo o coração".

No seu coração, o amor também aprimora a sua percepção, de modo a reconhecer, em todas as formas de aparência e em qualquer nível da Criação, o jogo de separação e de nova união, levado e impregnado pelo amor e pela harmonia divina. Você experimentou, por si mesmo, que da separação do aspecto universal e divino da vida, e da resultante mágoa, nasce a ânsia pela re-união com o divino, e que é apenas através dessa separação anterior que o amor a Deus e a alegria sem limites podem ser experimentados de modo consciente e total.

Dessa sabedoria do coração você observa os acontecimentos no mundo e na sua vida sob uma nova luz. No seu coração, o amor apóia espontaneamente todos os empenhos que deixam crescer o amor a Deus e à sua Criação. Você reconhece que toda a vida da Criação vive no seu coração. Você não considera mais a vida como algo separado de você, mas como se fosse uma parte da sua própria vida.

O sentimento de estar vivo no seu interior é tão grande que só agora realmente sabe o que significa "viver" na sua forma verdadeira e original – uma expressão contínua do amor e da felicidade divina.

Funcionamento desarmônico

A disfunção do chakra do coração pode ser expressa de várias maneiras: por exemplo, você poderá gostar de oferecer amor, de estar sempre à disposição dos outros, sem contudo estar ligado à fonte do amor. Secretamente – talvez sem ter consciência disso, ou sem que o confesse para si mesmo – espera continuamente reconhecimento e confirmação em troca de todo o seu "amor" e fica desiludido quando não valorizam suficientemente os seus esforços.

104

Ou você se sente poderoso e forte quando dá a outros parte da sua força, mas não é capaz de aceitar o amor, de se abrir para receber. Tudo o que é meigo e suave causa-lhe embaraço. Talvez você diga a si mesmo que não precisa do amor dos outros. Essa atitude costuma ser acompanhada de um peito "estufado", uma amostra da sua couraça e defesa interior contra a dor e os ataques alheios.

Hipofuncionamento

O mau funcionamento do chakra do coração deixa-o ligeiramente vulnerável e dependente do amor e do afeto dos outros. Quando você é rejeitado, sente-se profundamente atingido, principalmente quando teve a coragem de se abrir? Nesse caso a rejeição faz você se fechar dentro da sua concha, e você fica triste e deprimido. Na verdade, você quer oferecer amor, mas não encontra um meio de fazê-lo por temer nova recusa, de modo que vê sempre novamente confirmada a sua incapacidade.

Talvez tente também compensar a sua falta de amor por um comportamento sobremaneira gentil e atencioso, no qual deixa que a sua amabilidade atinja a todos por igual, de modo impessoal, sem contudo se envolver com as pessoas mais profundamente. Todavia, tão logo seu coração seja realmente solicitado você se desvia ou recolhe, com medo de um possível ferimento.

Quando o seu chakra do coração está totalmente fechado, isso fica visível na sua frieza e indiferença, até na sua brutalidade. Para ainda poder sentir algo, você precisa de um forte estímulo exterior. Está desequilibrado e sofre de depressão.

Possibilidades de purificação e de ativação do quarto chakra

Contato com a Natureza

Passeios tranqüilos em meio à natureza virgem e verde harmonizam, através do chakra do coração, todo o nosso ser. Cada flor transmite uma mensagem de amor e de inocente alegria, fazendo florescer no nosso coração as qualidades correspondentes. As flores cor-de-rosa são particularmente apropriadas para a suave animação e a cura das energias do chakra do coração.

Um céu cor-de-rosa, com delicadas formações de nuvens, eleva e amplia o coração. Deixe-se envolver e levar pela beleza e suavidade das cores e formas desse quadro celeste.

Terapia dos sons

Forma de Música: Qualquer música clássica, música *New Age* ou músicas sacras tradicionais do Oriente ou do Ocidente, que agem de modo enaltecedor, deixando que o seu coração dance com a vida, na Criação, despertam a força do amor no seu chakra do coração, atuando de forma vivificante e harmonizadora sobre o mesmo. Também danças sacras ou meditativas, que em suas formas de movimento expressam a harmonia e a alegria da Criação, fazem o mesmo efeito. **Vogal:** O chakra do coração está relacionado com a vogal "a". Ela é entoada no Fá da escala musical. O "a" simboliza a percepção imediata do coração, assim como é expressado na exclamação "Ah!". É o mais aberto dos sons, representando a máxima plenitude na expressão da voz humana. No "a" está envolvida a aceitação sem preconceitos de todas as manifestações de afeto das quais surge o amor. É também a vogal que os nenês, cujo intelecto ainda não distingue entre o "bom" e o "mau", usam com maior freqüência ao "comentarem" suas experiências. **Mantra:** YAM.

Cromoterapia

Verde: A cor dos campos e das florestas do nosso planeta transmite harmonia e compaixão, torna-nos reconciliadores, deixa-nos sentir simpatia e transmite uma sensação de paz. Age também de forma regeneradora sobre o corpo, a mente e a alma, e proporciona novas energias.
Rosa: As vibrações suaves e meigas da cor rosa eliminam as contrações do coração. Despertam sentimentos de amor e carinho e proporcionam uma felicidade infantil. Além disso, estimulam a atividade criativa.

Terapia das pedras preciosas

Quartzo Rosado: A luz suave, cor-de-rosa, do quartzo rosado proporciona suavidade, carinho e amor. Envolve a sua alma numa vibração amorosa, na qual as feridas do coração, ocasionadas pela rudeza, brutalidade ou desatenção, podem ser curadas, fazendo com que a sua alma se abra cada vez mais para o amor, podendo dar amor.

O quartzo rosado ensina-lhe também a aceitar e amar a si mesmo, e abre seu coração para a expressão do amor e do carinho no seu interior, nas outras pessoas e na Criação. Torna-o também receptivo à beleza da música, da poesia, da pintura e de outras artes, e anima a sua fantasia e força de expressão criativa.

Turmalina: A turmalina vermelho-rosada livra-o de estruturas sentimentais limitadas, abrindo e ampliando o seu coração. Abre sua consciência para o aspecto que concede a alegria do amor. Une-o à manifestação feminina do amor divino, que se expressa na beleza da Criação, na satisfação despreocupada, na dança e jogo espiritual. Desse modo, integra as diversas formas de expressão do amor universal e divino.

Especialmente apropriadas para o chakra do coração são também as turmalinas rosa com rebordo verde, muitas vezes obtidas em forma de placas. Aqui as qualidades da turmalina vermelho-rosada estão assentadas na vibração curadora e harmonizante do verde.

Kunzita: Na kunzita junta-se o rosa suave do amor elevado com o violeta do chakra coronário, que ajuda a união com o divino.

A kunzita abre o seu chakra do coração para o amor divino. Ajuda-o a deixar crescer o amor do seu coração para a abnegação e a perfeição. Com isso, proporciona-lhe retidão e leva-o sempre de volta a esse caminho.

Esmeralda: A esmeralda é a pedra do amor total, pois fortalece e aprofunda o amor em todos os níveis. Ela proporciona paz e harmonia e leva-o à concordância com as forças da natureza. Desafia-o também a tornar-se igual à sua luz brilhante e mostra-lhe os setores nos quais isso ainda não aconteceu.

A esmeralda atrai as energias curativas do cosmos para a Terra. Regenera, rejuvenesce, refresca e acalma.

Jade: A luz suave e verde do jade proporciona paz, harmonia, sabedoria do coração, justiça e modéstia. O jade alivia e acalma o coração, deixa-o descobrir e experimentar a beleza de tudo o que foi criado, promovendo, dessa maneira, a sua avaliação e o seu amor pela Criação. O jade ajuda nas situações em que você se sente inquieto e impaciente, proporcionando um sono calmo e sonhos agradáveis.

Aromaterapia

Óleo de Rosa: Nenhum outro odor age de forma tão harmonizante sobre a totalidade do nosso ser como o valioso óleo de rosa. Suas vibrações suaves e carinhosas tranqüilizam e curam as feridas do coração. Despertam a compreensão da expressão do amor, da beleza e da harmonia em toda a Criação. Uma profunda alegria e a disposição para o altruísmo entram no nosso coração. O óleo de rosa também serve de estímulo e aprimoramento dos prazeres sensuais e promove, simultaneamente, sua transformação num amor superior.

Forma de ioga que age principalmente através do quarto chakra

Bhakti-Ioga: A Bhakti-Ioga é o caminho que, através do amor e da dedicação a Deus, leva para a realização de Deus. O Bhakti aprofunda e intensifica seus sentimentos e dirige-os para Deus. Relaciona tudo a Ele, percebe-O em todas as coisas e abre-se inteiramente no seu amor a Ele.

Quinto Chakra

Chakra Vishuddha, também denominado Chakra da Laringe, Chakra da Garganta ou Centro da Comunicação.

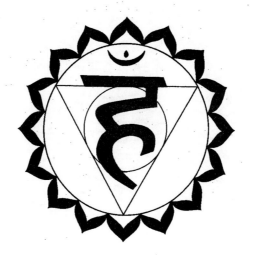

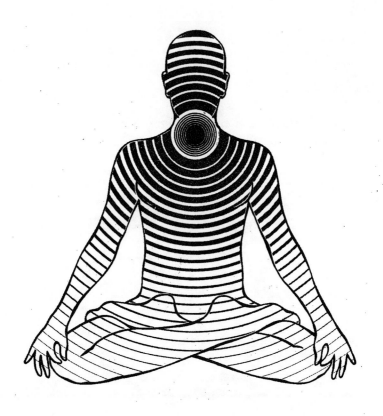

O quinto chakra está situado entre a cavidade do pescoço e a laringe. Nasce na altura da vértebra cervical e abre-se para a frente.

O Quinto Chakra e suas Correlações

"**Cores**": Azul-claro; também o prateado e o azul esverdeado.

"**Elemento Correspondente**": Éter.

"**Função dos Sentidos**": Audição.

"**Símbolo**": Lótus de 16 folhas.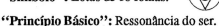

"**Princípio Básico**": Ressonância do ser.

"**Correlações Físicas**": Região da garganta, da nuca e do queixo; ouvidos, órgãos da fonação (voz), traquéia, brônquios, região pulmonar superior, esôfago; braços.

"**Glândula Correspondente**": Tiróide.
A tiróide desempenha um papel importante no crescimento do esqueleto e dos órgãos internos. Cuida do equilíbrio entre o crescimento físico e o mental e regula o metabolismo e, com isso, o modo e a velocidade com que transformamos nossos alimentos em energia, e a maneira de usá-la. Além disso, regula o metabolismo do iodo, bem como o nível do cálcio no sangue e nos tecidos.

"**Correlações Astrológicas**":
Gêmeos/Mercúrio: Comunicação, intercâmbio de conhecimento e de experiências.
Marte: Auto-expressão ativa.
Touro/Vênus: Percepção do espaço e da forma.
Aquário/Urano: Inspiração divina, transmissão de sabedoria e compreensão superior; independência.

Tarefa e funcionamento do quinto chakra

No chakra da garganta encontramos o centro da capacidade de expressão humana, a comunicação e a inspiração. Está ligado a um pequeno chakra secundário, situado na nuca e que se abre para trás. Esses dois centros de energia são freqüentemente considerados um único chakra. Todavia, o funcionamento do chakra da nuca está tão estreitamente ligado ao da garganta que o integramos na interpretação desse último.

O quinto chakra também constitui uma importante ligação dos chakras inferiores com os centros da cabeça. Serve como ponte entre nossos pensamentos e sentidos, entre nossos impulsos e reações, transmitindo ao mesmo tempo os conteúdos de todos os chakras ao mundo exterior. Através do chakra da garganta expressamos tudo o que vive no nosso interior, o nosso riso e o nosso choro, nossos sentimentos de amor e de alegria, bem como de medo e de raiva, nossas intenções e desejos, bem como nossas idéias, compreensões e percepções dos mundos interiores.

O elemento coordenado com o chakra da garganta é o éter. Na doutrina da ioga ele é considerado o elemento básico, através do qual são formados, por meio de condensação, os elementos dos chakras inferiores – a terra, a água, o fogo e o ar. O éter, no entanto, também é o portador do som, da palavra falada, bem como da palavra da Criação. Resumindo, é o intermediário de informações, em todos os níveis.

Dessa maneira, a comunicação da nossa vida interior com o exterior acontece primordialmente através da palavra falada, mas também através dos gestos e da mímica, bem como através de formas de expressão criativa, como a música, a arte plástica e teatral, a dança, etc. A criatividade, que encontramos no chakra do sacro, liga-se no chakra da garganta com as energias dos demais chakras, e a força formadora do éter confere-lhe uma determinada estrutura, que retransmitimos ao mundo exterior.

Todavia, só podemos expressar aquilo que encontramos em nós mesmos. Assim, através do quinto chakra, conseguimos inicialmente a capacidade da auto-reflexão. A condição para podermos refletir é ter um determinado distanciamento interior. Com o desenvolvimento do chakra da garganta tornamo-nos cada vez mais conscientes do corpo mental, e podemos separar o seu funcionamento do funcionamento do corpo emocional, do corpo etérico e do corpo físico. Isso significa que nossos pensamentos não são mais percebidos pelos nossos sentimentos e emoções físicas, o que possibilita uma compreensão objetiva.

O éter também é definido como o espaço (Akasha) no qual os elementos mais condensados desenvolvem sua eficácia. Conseguimos a mais profunda compreensão quando nos abrimos e expandimos como o espaço infinito, como a amplidão do céu, cujo azul-claro é a cor do chakra da garganta, quando nos calamos e observamos o espaço interior e exterior. O quinto chakra é relacionado com o funcionamento do sentido da audição. Aqui abrimos nossos ouvidos e escutamos as vozes audíveis e ocultas da Criação. Aqui também nos damos conta da nossa voz interior, entramos em contato com a mente e recebemos a sua inspiração. E desenvolvemos uma inabalável confiança na orientação pessoal mais elevada. Também nos tornamos conscientes da nossa verdadeira tarefa na vida, do nosso Dharma. Reconhecemos que nossos mundos interiores, bem como os níveis de matéria mais sutil da vida são tão reais quanto o mundo exterior, e tornamo-nos capazes de captar e de retransmitir informações dos setores da matéria mais sutil e das dimensões mais elevadas da realidade. Essa inspiração divina transforma-se num elemento portador da nossa auto-expressão.

Assim, encontramos no quinto chakra a nossa expressão individual da perfeição em todos os níveis.

Funcionamento harmônico

Com um chakra da garganta totalmente aberto você expressa livremente e sem temor os seus sentimentos, pensamentos e conhecimentos interiores. Está igualmente em condições de revelar a sua fraqueza, bem como de mostrar a sua força. Sua honestidade interior, com relação a si mesmo e aos outros, expressa-se também através da sua atitude sincera.

Tem a habilidade de expressar, na totalidade do seu ser, de modo inteiramente criativo. Todavia, pode também permanecer calado, quando conveniente, e tem o dom de ouvir os outros, de coração, e com compreensão interior. Sua linguagem é rica em fantasia e, ao mesmo tempo, bastante clara. Transmite a intenção de provocar a realização dos seus desejos do modo mais eficiente possível. Sua voz é cheia e bastante sonora. Diante de dificuldades e de obstáculos, permanece fiel a si mesmo, e também pode dizer "não" quando assim o quer. Não se deixa envolver ou influenciar pela opinião alheia; em vez disso, preserva sua independência, sua liberdade e autodeterminação. Sua despreocupação e amplitude interior tornam-no aberto para a realidade das dimensões da matéria mais sutil. A partir daqui, através da voz interior, você recebe informações que o levam no seu caminho pela vida, e entrega-se confiantemente a essa direção.

Você reconhece que todas as manifestações da Criação têm a sua própria mensagem. Contam-lhe sobre a sua própria vida, sobre o seu papel no grande jogo cósmico e sobre o seu esforço por obter totalidade e luz. Você pode entrar em comunicação direta com seres de outras esferas da existência, e os conhecimentos que extrai dessa comunicação você transmite, sempre que for conveniente, aos seus iguais, sem temer a sua opinião. Todos os meios de expressão criativos que você utiliza têm a capacidade de transmitir sabedoria e verdade.

Da sua independência interior e da expressão livre de todo o seu ser, nasce uma profunda alegria e um sentimento de totalidade e integridade.

Funcionamento desarmônico

Quando as energias no seu chakra da garganta estiverem bloqueadas, o entendimento entre a "cabeça" e o "corpo" fica perturbado. Isso pode ser expresso de duas maneiras. Ou você sente dificuldade para refletir sobre seus sentimentos e expressa freqüentemente suas emoções acumuladas em forma de ações imponderadas, ou se enclausura na sua intelectualidade ou no seu racionalismo, renega o direito de viver e a sabedoria do seu mundo de sentimentos, admitindo apenas emoções bastante especiais, que passam pelo filtro da sua auto-avaliação e que não se chocam com a opinião dos seus iguais. Sentimentos de culpa e de medo inconscientes impedem-no de ver a si mesmo e de se mostrar como você é realmente, e de expressar livremente seus pensamentos, sentimentos e necessidades mais íntimas. Em vez disso, tenta superá-los através de muito palavreado e de gestos, atrás dos quais oculta seu verdadeiro ser.

Sua linguagem é bastante mal-educada e rude, ou antes objetiva e fria. Possivelmente, também gagueja. Sua voz é relativamente alta e suas palavras são desprovidas de um conteúdo mais profundo.

Não permite a si mesmo parecer fraco, mas tenta, a todo custo, manter uma aparência de forte. Assim talvez você fique sob pressão com as exigências feitas a si mesmo. Pode então acontecer que as tarefas da vida, em algum momento, pesem demais sobre os seus ombros. Então você se protege na sua armadura, levanta os ombros e encolhe o pescoço, a fim de se proteger inconscientemente de outros encargos ou para se armar para um novo "ataque".

O funcionamento desarmônico do quinto chakra também é visto nas pessoas que fazem mau uso das palavras e da sua capacidade de expressão para manipular seus iguais, ou nas que também tentam, através de um palavreado ininterrupto, atrair a atenção para si mesmas.

Via de regra, as pessoas cujas energias estão bloqueadas no chakra da garganta não têm acesso às dimensões da matéria mais fina do ser, pois falta-lhes a franqueza, a amplidão interior e a independência, condições para a percepção desses âmbitos. Mesmo assim, existe aqui a possibilidade de você ter percepções interiores profundas, mas de não se atrever a vivê-las ou expressá-las, por temer a opinião dos outros ou por medo do isolamento. Visto que exigem expressão, estas poderão dar origem a poesias espontâneas, a quadros ou coisas semelhantes, que só mostra aos outros com má vontade.

As energias espirituais também podem ficar retidas na cabeça. Nesse caso, a sua força de renovação dificilmente tem acesso às suas emoções, e as energias dos chakras inferiores não proporcionam aos chakras superiores a necessária perseverança e estabilidade para tornar real na sua vida a espiritualidade interior.

Hipofuncionamento

Em casos de mau funcionamento você sente dificuldade para se mostrar, se expressar e se apresentar. Todavia, você se mantém totalmente retraído. Você é tímido, quieto e retraído, ou fala apenas sobre coisas insignificantes da sua vida exterior.

Quando, assim mesmo, precisa expressar algo daquilo que pensa ou sente em seu íntimo, forma-se logo um nó na sua garganta e sua voz soa oprimida. Ainda mais comumente do que no funcionamento desarmônico, encontramos aqui o sintoma do gaguejar. Você se sente inseguro com relação aos outros e tem medo da opinião alheia. Desse modo, orienta-se muito pelo pensamento dos outros, e muitas vezes não sabe o que realmente quer. Não tem acesso às mensagens da sua própria alma e nenhuma confiança nas suas forças intuitivas.

Quando o quinto chakra não é desenvolvido no decorrer da vida, ocorre certa rigidez. A moldura que formou e dentro da qual passa a sua existência e expressa o seu potencial é bastante limitada, pois deixa que apenas o mundo exterior apareça como realidade.

Possibilidades de purificação e de ativação do quinto chakra

Contato com a Natureza

O azul-claro e transparente de um céu sem nuvens provoca ressonâncias no seu chakra da garganta. Para absorvê-las totalmente, deite-se da melhor maneira ao ar livre e abra o ser interior para a infinita extensão da abóbada celes-

115

te. Sentirá a sua mente tornar-se clara e aberta e, assim, qualquer estreiteza e rigidez no seu chakra da garganta e no âmbito de irradiação se dissolverão aos poucos e você ficará interiormente acessível às "mensagens celestiais".

O reflexo do céu azul em águas límpidas, por outro lado, atuará sobre os seus sentimentos de modo enaltecedor e liberador. O suave som das ondas levará as mensagens das suas emoções e sensações ocultas até a sua consciência. Caso se deixe impregnar totalmente pela energia vibratória do céu e da água, a mente e os sentimentos se unirão, criando uma única força.

Terapia dos sons

Forma de Música: Músicas ricas em tons concomitantes, bem como danças com cânticos sacros e para a meditação agem de modo extremamente reanimador sobre o chakra da garganta. Para a "harmonização" e o "relaxamento" do quinto chakra, a música *New Age*, com suas ressonâncias, é a mais eficaz, pois confere liberdade e expansão, além de abrir o ouvido interior.

Vogal: O chakra da garganta é animado pela vogal "e". É cantada no Sol da escala musical. Quando sua voz passa lentamente de um "a" para o "i", ouve-se, num determinado momento, o som "e". Assim como a garganta representa um canal que liga a cabeça ao restante do corpo, o "e" do chakra da garganta une o coração e a mente, o "a" e o "i" canalizarão suas forças para o exterior. Você notará, ao entoar o "e", que esse som requer a maior potência vocal. Esse som possibilita expressão do seu quinto chakra.

Mantra: HAM.

Cromoterapia

O chakra da garganta relaciona-se com o azul-claro e vivo. Essa cor proporciona calma e amplidão, predispondo-o para a inspiração espiritual.

Terapia das pedras preciosas

Água-marinha: A cor azul luzente da água-marinha é como o mar, no qual se reflete um céu sem nuvens. Desse modo, a água-marinha ajuda a alma a se transformar num espelho para a infinita amplidão da mente. Ela promove a comunicação com o ser interior e leva a luz e claridade para os mais ocultos cantos da alma. Suas vibrações conferem à alma pureza, liberdade e grandeza, de modo a se abrir para uma clarividência visionária e para a compreensão intuitiva, além de ajudar a expressar esse conhecimento de modo livre e criativo. Sob a influência da água-marinha, a alma poderá se tornar um canal de amor abnegado e de força curativa.

Turquesa: A turquesa, em cuja cor o azul do céu se une com o verde da Terra, liga os elevados ideais da mente com a força primitiva e com a vida no nosso planeta. Ela ajuda a expressar idéias e conhecimentos espirituais e a integrá-los na vida sobre a Terra. Além disso, atrai energias positivas e protege o corpo e a alma de influências negativas.

Calcedônia: A calcedônia azul esbranquiçada age de modo positivo sobre a tiróide. Tem uma influência calmante e de equilíbrio sobre o espírito, e diminui a irritabilidade e a sensibilidade excessiva. Através da sua influência calmante, abre o acesso à inspiração interior, promovendo a auto-expressão por meio da fala e da escrita.

Aromaterapia

Salva: O odor refrescante da salva envia vibrações de cura ao "âmbito da fala". Dissolve bloqueios no chakra da garganta para que as palavras sejam expressadas de modo harmonioso e potente, a fim de que as intenções da alma sejam transmitidas da maneira mais eficaz possível.

Eucalipto: A seiva de eucalipto proporciona clareza e amplitude à região do quinto chakra. Suas vibrações abrem-no para a inspiração interior, conferindo à auto-expressão originalidade e criatividade.

Forma de ioga que age principalmente através do quinto chakra

Mantra-Ioga: Os mantras são sílabas de meditação que, na sua forma específica de vibrações, refletem certos aspectos do divino. No caso da Mantra-Ioga, são repetidos continuamente em pensamento, recitados em voz alta ou cantados. Assim, a vibração do mantra transforma aos poucos o pensamento e os sentidos do praticante, sintonizando-os com a força cósmica divina que se manifesta no mantra.

Uma exceção é a meditação transcendental. Nessa forma de meditação é usada uma técnica com a ajuda da qual o mantra é sentido de modo crescente, em níveis de consciência mais delicados e sutis, até que o praticante vá além do aspecto mais sutil do mantra, transcendendo-o e atingindo a experiência do ser puro. Esse processo é repetido durante cada meditação.

Sexto Chakra

Chakra Ajna, Chakra Frontal, também chamado Terceiro Olho, Olho da Sabedoria, Olho Interior ou Chakra do Comando.

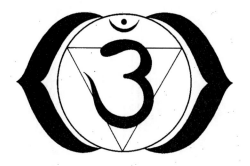

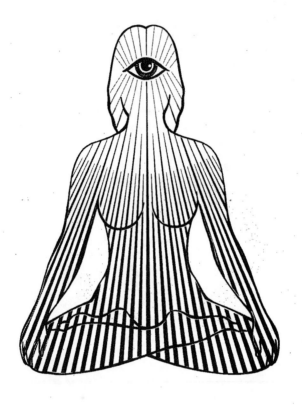

O sexto chakra está situado um dedo acima da base do nariz, no meio da testa. Abre-se para a frente.

O Sexto Chakra e suas Correlações

"**Cores**": Índigo; também o amarelo e o violeta.

"**Função dos Sentidos**": Todos os sentidos, também a percepção extra-sensorial.

"**Símbolo**": Lótus de 96 folhas. (duas vezes quarenta e oito folhas)

"**Princípio Básico**": Autoconhecimento.

"**Correlações Físicas**": Rosto, olhos, ouvidos, nariz, cavidades adjacentes, cerebelo e sistema nervoso central.

"**Glândula Correspondente**": Hipófise.
A hipófise por vezes também é chamada de "Glândula Mestra", pois dirige, através da sua atividade secretória interna, a função das demais glândulas. Como um maestro, estabelece um toque harmonioso e o funcionamento de todas as outras glândulas.

"**Correlações Astrológicas**":
Mercúrio: Compreensão intelectual, pensamento racional.
Sagitário/Júpiter: Pensamento integralizado, compreensão de relacionamentos internos.
Aquário/Urano: Pensamento divinamente inspirado, compreensão superior, reconhecimentos súbitos.
Peixes/Netuno: Imaginação, intuição, acesso a verdades interiores através da persistência.

Tarefa e funcionamento do sexto chakra

Através do sexto chakra ocorre a percepção consciente do ser. É a sede das forças mentais mais elevadas, do discernimento intelectual, da memória e da vontade, e constitui a central de comando mais elevada do sistema nervoso central, no nível físico.

Sua cor natural é o índigo claro, mas também tons amarelos e violeta são reconhecíveis. Essas cores mostram seus diversos modos de funcionamento em vários níveis de consciência. O pensamento racional ou intelectual pode dar origem aqui a uma irradiação amarela. Um azul médio indica intuição e processo de compreensão integralizados. A percepção extra-sensorial é demonstrada pelo tom violeta.

Cada realização em nossa vida é antecedida por pensamentos e imaginações que podem ser alimentados por padrões emocionais inconscientes ou também pela compreensão da realidade. Através do Terceiro Olho estamos ligados ao processo da manifestação por meio da força do pensamento. Todo conhecimento que se manifesta na Criação está presente no ser puro de forma não manifestada, semelhante às informações contidas numa semente e da qual, em determinada ocasião, nasce a planta. A física dos quanta denomina esse âmbito de campo unificado ou de região de menor estímulo da matéria.

O processo de criação tem início quando o ser, repousando em si mesmo, começa a ter consciência da sua própria existência. Com isso, ocorre um primeiro relacionamento sujeito-objeto e, portanto, a primeira dualidade. O ser sem forma assume um primeiro padrão manifesto de vibração.

Com base nessa vibração primitiva, através de posteriores processos de tomada de consciência, novos e diferenciados padrões de vibração são sempre provocados.

Nos seres humanos estão contidos todos os planos da Criação, desde o ser puro até a matéria condensada, representados pelos diferentes níveis de vibrações dos chakras. Assim, o processo da manifestação também ocorre em nós e por meio de nós.

Uma vez que o Terceiro Olho é a sede de todos os processos de conscientização, recebemos aqui a faculdade de manifestar, indo até a materialização e

122

desmaterialização. Podemos criar novas realidades no plano físico e destruir antigas realidades.

Via de regra, esse processo ocorre de modo automático e sem qualquer empenho consciente da nossa parte. A maioria dos pensamentos que determinam a nossa vida é guiada pelos nossos padrões emocionais não resolvidos e programada por conceitos e preconceitos próprios e de estranhos. Desse modo, muitas vezes nossa mente não é o senhor mas o servo dos nossos pensamentos cheios de emoções que em parte podem nos dominar.

Mas também esses pensamentos se tornam reais na nossa vida, pois aquilo que percebemos e experimentamos exteriormente é, em última análise, sempre uma manifestação da nossa realidade subjetiva.

Com o desenvolvimento da consciência e com a crescente abertura do Terceiro Olho, podemos dirigir esse processo de forma cada vez mais consciente. Nossa imaginação cria então a energia para a realização de uma idéia ou de um desejo. Junto com um chakra do coração aberto podemos agora também irradiar energias de cura e efetuar curas a distância.

Ao mesmo tempo, conseguimos acesso a todos os níveis da Criação que se encontram por trás da realidade física. O conhecimento a esse respeito nos vem em forma de intuição, de clarividência e de clariaudiência. Aquilo que antes talvez havíamos pressentido vagamente torna-se agora uma percepção clara.

Funcionamento harmônico

Existem, na nossa época, muito poucas pessoas cujo Terceiro Olho está totalmente aberto, pois seu desabrochar é sempre acompanhado de um avançado desenvolvimento da consciência. Todavia, encontramos aqui o fenômeno, ainda mais nitidamente expresso do que nos chakras já descritos, do funcionamento harmônico do sexto chakra, mesmo que ele ainda não esteja totalmente desenvolvido. Isso é demonstrado através de um intelecto desperto e de destreza mental. Uma pesquisa científica feita de modo integral tanto pode ser indício de um Terceiro Olho parcialmente aberto e de funcionamento harmônico quanto da compreensão de profundas verdades filosóficas.

Talvez você também tenha uma bem-desenvolvida habilidade de visualização e entenda muitos relacionamentos de modo intuitivo. Sua mente está concentrada e ao mesmo tempo aberta para verdades místicas. Reconhece cada vez mais que a aparência externa das coisas é relativa, um símbolo no qual se manifesta um princípio mental no plano material. Seu pensamento é levado pelo idealismo e pela fantasia. Talvez perceba também, de vez em quando, que seus pensamentos e sonhos se realizam espontaneamente.

Quanto mais o seu Terceiro Olho se desenvolver, tanto mais o seu pensamento estará assentado sobre uma compreensão direta e interior da realidade. Cada vez mais pessoas estão começando a desenvolver parte das faculdades do sexto chakra, tais como a clarividência e a clariaudiência em determinados planos de existência, enquanto outras conseguem ter lampejos de outras dimensões da realidade, como por exemplo durante a meditação ou em sonhos.

Contudo, descrever o alcance total das faculdades e das percepções que um Terceiro Olho aberto transmite não é possível. Isso encheria vários volumes e precisaríamos nos apoiar sobremaneira na informação de outras pessoas. Mesmo assim, gostaríamos de lhe proporcionar uma visão geral sobre aquilo que o espera com um sexto chakra totalmente desenvolvido.

Primeiro, você vê o mundo de uma nova maneira. Os limites da sua compreensão racional agora estão totalmente ultrapassados. Seu pensamento é holográfico, e você ativa espontaneamente o processo de reconhecimento de todas as informações que lhe chegam dos mais diferentes âmbitos da Criação.

O mundo material ficou transparente para você. É um espelho para a dança das energias que ocorre nos planos mais sutis da Criação, assim como a sua consciência é um espelho no qual o Ser divino se reconhece. Sua percepção extra-sensorial é tão clara a ponto de poder perceber diretamente as forças que estão em ação por trás da superfície das aparências externas, e você está em condições de dirigir conscientemente essas energias e de criar formas pessoais de manifestação dessas forças. Nesse aspecto, todavia, você está condicionado a certas leis cujos limites não pode ultrapassar, de modo a ser mantida uma ordem natural.

Sua intuição e visão interior abrem-lhe o caminho a todos os níveis mais sutis da realidade. Você reconhece que entre o plano da Criação material e o ser puro existe um número infindável de mundos, habitados pelos mais diversos tipos de entidades. Um drama de Criação múltiplo desenrola-se diante do seu olho interior, e parece que não há fim para as sempre novas formas e níveis de realidade. Você sente um profundo respeito diante da grandeza desse espetáculo divino.

Funcionamento desarmônico

O resultado mais comum do funcionamento desarmonioso, nesse caso, é a "rigidez mental". Você é uma pessoa que vive quase que exclusivamente através do intelecto e da razão. Ao tentar resolver tudo pelo intelecto, faz valer apenas as verdades que o seu pensamento racional lhe transmite. Suas capacidades intelectuais são, possivelmente, bastante desenvolvidas, e tem o dom de analisar nitidamente; contudo, falta-lhe a visão unificada e a habilidade da integração num grande conjunto cósmico. Assim, ocorre facilmente certa arrogância intelectual. Você deixa apenas prevalecer aquilo que é compreensível para o intelecto e que pode ser provado e confirmado através de métodos científicos. O conhecimento espiritual é rejeitado como irreal e contrário às leis científicas.

Também a tentativa de influenciar pessoas ou objetos através da força do pensamento, a fim de demonstrar o próprio poder ou para satisfazer necessidades pessoais, enquadra-se no âmbito do funcionamento desarmônico do Terceiro Olho. Aqui, via de regra, o chakra do plexo solar está simultaneamente perturbado e os chakras cardíaco e coronário são pouco desenvolvidos. Quando o Terceiro Olho, apesar de alguns bloqueios, estiver relativamente bem aberto, essas tentativas poderão ser bem-sucedidas, embora não estejam em concordância com o fluxo natural da vida. Ocorre uma sensação de isolamento, e a satisfação desejada não é atingida.

Um outro efeito de energias maldirigidas no sexto chakra ocorre quando o chakra da raiz, e com isso o "fio-terra", está perturbado, e quando também os demais chakras estiverem bloqueados no seu funcionamento harmônico. Poderá então acontecer que, embora tenha acesso aos níveis mais sutis da percepção, você não reconheça as imagens e informações recebidas com o seu verdadeiro significado. Elas se misturam a seus sonhos e fantasias, originárias dos seus padrões emocionais não trabalhados. Essas imagens expressas subjetivamente poderão então se tornar tão dominantes a ponto de você considerá-las como a única verdade, de projetá-las no mundo exterior e de perder o fio da realidade.

Hipofuncionamento

Caso o fluxo das energias do sexto chakra esteja muito bloqueado, então apenas o mundo exterior, visível, lhe aparece como realidade. Sua vida é determinada por desejos materiais, necessidades físicas e por emoções irrefletidas. Análises mentais são consideradas cansativas e inúteis. Verdades espirituais são rejeitadas, pois lhe parecem constituídas de sonhos ou de fantasias sem nexo, destituídas de finalidade prática. Seu pensamento orienta-se consideravelmente pelas opiniões da atualidade.

Em situações de grande desafio, você perde facilmente a cabeça. Possivelmente também é bastante esquecido. Os distúrbios da visão, que freqüentemente acompanham o mau funcionamento do sexto chakra, são um indício de que você deve olhar mais para o seu interior, para conhecer também as áreas que estão por detrás da superfície visível.

Em caso extremo, seus pensamentos poderão ser obscuros e emaranhados, e ser totalmente orientados pelos seus padrões emocionais.

Possibilidades de purificação e de ativação do sexto chakra

Contato com a natureza

O Terceiro Olho é estimulado pela observação de um céu noturno, de um azul bastante escuro e profusamente estrelado. Essa experiência da natureza abre a mente para a infinita extensão e profundidade da Criação manifestada, com suas imensuravelmente variadas formas de expressão, e deixa pressentir as forças sutis, as estruturas e as leis, representadas pelos corpos celestes e sua dança na amplidão do espaço, e que também estão por trás dos fenômenos externos da nossa vida nesta Terra.

Terapia dos sons

Forma de Música: Todos os sons que acalmam e abrem a sua mente, e que provocam imagens ou impressões de natureza cósmica, são apropriados para a "animação" e a "harmonização" do chakra frontal. Na música *New Age*, você encontrará essas composições com mais facilidade. Mas também muitas músicas clássicas do Oriente e do Ocidente, sobretudo as de Bach, podem atuar dessa forma.

Vogal: O chakra frontal é ativado pela vogal "i". Ela é cantada no Lá da escala musical. O "i" gera um movimento dirigido para cima. Representa a força da inspiração, que sempre o leva a novas compreensões.

Mantra: KSHAM.

Cromoterapia

O índigo transparente abre e clareia o sexto chakra e confere à mente paz interior, clareza e profundidade. Além disso, fortalece e cura os sentidos, abrindo-os para os níveis mais sutis da percepção.

Terapia das pedras preciosas

Lápis-Lazúli: Na cor profundamente azul do lápis-lazúli estão distribuídas, semelhante às estrelas no céu noturno, incrustações de pirita dourada. Ele transmite à alma a experiência da proteção no Cosmos, abrindo-a para a vida eterna no universo. Atrai a mente para o interior, fortalece seu poder e ajuda-a na compreensão dos relacionamentos mais elevados. Promovendo a intuição e a visão interior, deixa reconhecer o sentido oculto, bem como as forças que atuam sem que as percebamos. Além disso, proporciona uma profunda alegria com a maravilha da vida e do universo.

Safira Índigo: A safira clara e transparente abre a mente para o conhecimento cósmico e as verdades eternas. Suas vibrações provocam a purificação, a transformação e a renovação da alma e da mente. Ela forma uma ponte entre o finito e o infinito, deixando a consciência fluir com o rio do amor e da compreensão divina. Também proporciona à alma clareza no caminho espiritual.

Sodalita: A sodalita de cor azul-escura clareia o intelecto e capacita-o a pensamentos profundos. Sua irradiação suave confere desprendimento e fortalece os nervos. A sodalita também ajuda na dissolução de antigos padrões de pensamento, proporciona confiança e força para defender o próprio ponto de vista, e para transferir idéias e conhecimentos para o cotidiano.

Aromaterapia

Hortelã: O odor refrescante da hortelã dissolve os bloqueios na região do Terceiro Olho e ajuda na dissolução de velhas e estreitas estruturas de pensamento. Proporciona à mente clareza e vivacidade, promovendo a força de concentração.

Jasmim: Por meio do odor sofisticado do florido jasmim, a mente se abre para imagens e visões que trazem em si mensagens de profundas verdades. Suas vibrações aperfeiçoam a percepção e ligam as energias do Terceiro Olho às do chakra do coração.

Formas de ioga que agem principalmente através do sexto chakra

Jnana-Ioga: A Jnana-Ioga é o caminho para a compreensão, baseado no desenvolvimento da capacidade de discernimento mental entre o real e o irreal, entre o eterno e o passageiro. O praticante da Jnana-Ioga reconhece que só existe uma verdade, imutável, imortal e eterna: Deus. Em sua meditação, auxiliado pela sua capacidade de discernimento, dirige-se somente para o absoluto inqualificável, para o aspecto não manifestado de Deus, até que sua mente nele seja anulada.

Yantra-Ioga: Os Yantras são representações figurativas, constituídas de formas geométricas que simbolizam o Ser divino, bem como suas forças e aspectos. Eles servem para ajudar as visualizações. O praticante aprofunda-se nos aspectos que simbolizam o divino e torna-os reais na sua visão interior.

Sétimo Chakra

Chakra Sahasrara, Chakra Coronário, também denominado Centro do Vórtice ou Lótus de Mil Folhas.

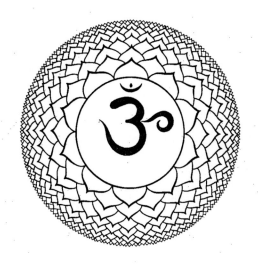

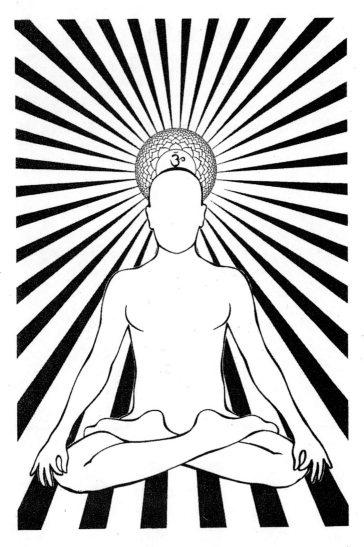

O sétimo chakra situa-se no ponto mais alto, no centro externo da cabeça. Abre-se para cima.

O Sétimo Chakra e suas Correlações

"Cores": Violeta; também o branco e o dourado.
"Símbolo": Lótus de mil folhas.
"Princípio Básico": Ser puro.
"Correlação Física": Cérebro.
"Glândula Correspondente": Pineal (epífise).
As influências da epífise ainda não foram esclarecidas cientificamente. É bastante provável que atue sobre o organismo como um todo. Na falha dessa glândula ocorre uma puberdade prematura.

"Correlações Astrológicas":
Capricórnio/Saturno: Visão interior, concentração no essencial, penetração da matéria com a luz divina.
Peixes/Netuno: Dissolução de limites, abnegação, unidade.

Tarefa e funcionamento do sétimo chakra

O chakra coronário é a sede da perfeição maior no homem. Em algumas escrituras antigas é tido como flutuando sobre a cabeça. Brilha com todas as cores do arco-íris, mas a cor predominante é o violeta. A flor exterior do chakra é formada por 960 folhas. No seu interior, encontra-se uma segunda flor com 12 folhas, que brilha com uma luz branca impregnada de dourado.

Da mesma forma como na luz incolor estão reunidas todas as cores do espectro, assim unem-se nesse chakra todas as energias dos centros inferiores. O chakra coronário é a fonte e o ponto de origem da manifestação das energias dos demais chakras. Nele estamos ligados ao Ser infinito, divino e sem forma que contém em si todas as formas e qualidades não manifestadas.

É o lugar onde nos sentimos em casa. Nele começou a nossa viagem pela vida e é para ele que voltaremos no fim do nosso desenvolvimento. Nele vivemos e nos sentimos em Deus, nos tornamos unos com a origem divina da qual proviemos. Nosso campo de energia pessoal misturou-se com o campo energético universal.

Aquilo que antes compreendemos de modo intelectual e depois de forma intuitiva torna-se agora uma compreensão completa. A compreensão que conseguimos através do chakra coronário supera de longe o conhecimento que nos é transmitido através do Terceiro Olho, pois aqui não estamos mais separados do objetivo da percepção. Nele experimentamos as mais diversas formas de expressão da Criação, entre as quais também se situa o nosso corpo, como um brinquedo da consciência divina, com a qual nos tornamos unos.

O caminho para o desabrochar do chakra mais elevado é marcado pela cor violeta. Essa é a cor da meditação e da abnegação. Enquanto para a ativação dos seis centros de energia inferiores podíamos agir concretamente por conta própria, agora podemos nos abrir e transformar num receptáculo.

Através do desdobramento do sétimo chakra desfazem-se também os últimos bloqueios delimitantes nos outros chakras, e suas energias começam a vibrar nas freqüências mais elevadas possíveis. Cada chakra torna-se um espelho do Ser divino no seu plano correspondente, expressando, com isso, o potencial mais elevado à sua disposição.

Tão logo o chakra coronário esteja totalmente desperto, sua tarefa de absorver energias cósmicas está terminada. Ele irradia, então, energias próprias. Nisso, o "cálice da flor" se expande para fora, formando uma coroa de pura luz sobre a cabeça.

Funcionamento harmônico

No sétimo chakra não existem bloqueios no seu verdadeiro sentido. Ele pode ser apenas menos ou mais desenvolvido.

Quando o chakra coronário começa a se abrir, você experimenta cada vez mais aqueles momentos em que a separação entre o ser interior e a vida exterior é anulada. Sua consciência fica totalmente quieta e plena, e nesse silêncio você vivencia o seu verdadeiro ser como o Ser puro e onipresente no qual tudo existe.

Com o crescente desdobramento do chakra coronário, esses momentos ocorrem com maior freqüência e se tornam cada vez mais claros, até se transformarem numa realidade permanente. Quando a sua personalidade estiver madura para isso, essa iluminação final poderá acontecer subitamente, não havendo, então, nenhum retrocesso na sua evolução. Você sente que despertou de um prolongado sono e que somente agora vive na realidade. Nesse caminho, tornou-se um receptáculo vazio, e nesse vazio derramou, até o último recôndito, o Ser divino. Você sabe agora que esse é o seu verdadeiro ser, a única realidade imutável. O seu "Eu" individual transformou-se no "Eu" universal. Em suas ações, torna real a intenção do Criador, e a luz que você irradia abre o coração de todos os seres receptivos à presença divina. Quando você agora deseja saber algo, basta que dirija sua atenção para o assunto, pois tudo existe no seu interior, naquele ser divino com o qual se tornou uno. Desse modo, a Criação é um jogo que se desenrola na sua consciência ilimitada.

Você reconhece que até mesmo a matéria sólida não é outra coisa senão uma forma-pensamento da consciência divina e, com isso, não existe no verdadeiro sentido. Tudo o que você tem considerado real torna-se assim uma ilusão. Você sente o maior vazio, mas esse vazio é idêntico à grande plenitude, pois é a vida na sua essência pura. E essa essência divina da vida é a felicidade pura.

Nos anos em que existe, baseado nos ciclos da vida, uma abertura especial para as energias do chakra coronário, nos limites do seu atual desenvolvimento, você obtém a chance de conseguir uma profunda compreensão e totalidade, como até então não lhe era possível imaginar. Meditações e sentimentos de abnegação em relação a Deus podem proporcionar-lhe, melhor do que em qualquer outra época, a compreensão da sua origem divina e favorecer experiências de unificação. Desse modo, você deveria aproveitar essa oportunidade para, mais do que nunca, dedicar-se à introspecção.

Nesse conjunto, consideramos também interessante o fato de a fontanela de um recém-nascido estar aberta nos primeiros 9 até 24 meses. Na época inicial da sua existência terrena, as crianças ainda vivem com a consciência de uma unidade não dividida.

Efeitos de um sétimo chakra muito fechado

Como já vimos, a abertura e harmonização dos chakras descritos até aqui pode nos proporcionar uma grande riqueza de conhecimentos, experiências e habilidades. Todavia, sem a abertura do chakra coronário você continua sentindo uma separação da plenitude do ser e, com isso, não está totalmente livre do medo. Devido a esse medo, você mantém um resto de bloqueios nos chakras. Eles não podem atingir o máximo de suas possibilidades, as diversas energias não vibram em concordância plena com a intenção do Criador e, com isso, vibram em desarmonia umas com as outras.

Caso você não se abra para as realidades espirituais, nos anos em que prevalece o desenvolvimento do chakra coronário (veja os ciclos da vida), poderão aparecer, nessa época, sentimentos de insegurança e de desorientação. Você deverá considerá-los uma indicação para olhar mais para o seu interior. Talvez você se conscientize também de uma certa insensatez da sua vida até então. O medo da morte também pode surgir na sua mente com maior nitidez. Talvez você esteja tentando acabar com esses sentimentos corrosivos através da fuga para diversas atividades, ou impondo a si mesmo novas responsabilidades a fim de comprovar que você é insubstituível. Todavia, não raro nesse estado as pessoas atraem uma doença que as força a descansar. Se você não der atenção às mensagens, é provável que fique preso, na sua vida subseqüente, a superficialidades e às limitações do seu "Eu" pessoal.

Possibilidades de purificação e de ativação do sétimo chakra

Contato com a natureza

A amplidão dos horizontes, a proximidade do céu e o desprendimento dos eventos da sua vida pessoal, sensações que pode experimentar no cume solitário de uma montanha, são sobremaneira apropriados para dar apoio à abertura do seu chakra coronário.

Terapia dos sons

Forma de Música: A música para o chakra coronário é o silêncio. Na quietude, o nosso ser inteiro está extremamente desperto e receptivo para o som divino, que soa através de toda a Criação, e que representa a força do amor e da harmonia em todas as formas de manifestação. Mas qualquer música que o levar a esse silêncio, que o preparar para essa percepção e o conduzir a ela, é apropriada para o chakra coronário.

Vogal: O som "m" abre o chakra coronário. Na Índia o "m" também é considerado uma vogal. O "m" é entoado no Si da escala musical. É como um sussurro contínuo, sem limites e sem estrutura. Desse modo, representa a unidade não dividida e a consciência pura, sem forma e ilimitada, na qual estão contidas todas as outras formas em estado latente.

Mantra: OM.

Cromoterapia

O violeta e o branco abrem e expandem o chakra da coroa.

A cor violeta produz uma transformação da mente e da alma, abrindo-as para dimensões espirituais. Dissolve limitações e pode levá-lo a experimentar a unidade cósmica.

A cor branca contém em si mesma o espectro de todas as cores. Integra os diversos níveis da vida na forma de uma totalidade superior e abre a alma para a luz divina, para a compreensão e a cura.

Terapia das pedras preciosas

Ametista: O fogo vermelho da atividade e a luz azul da receptividade, do silêncio e da amplitude, reúnem-se na ametista para gerar uma nova força. Ela proporciona uma calma animada, na qual se dissolvem temores e desarmonias, e transmite confiança e abnegação nas forças do universo. Dirige a mente para o infinito, promove a meditação e a inspiração.

Cristal de rocha: O cristal de rocha conduz o homem à maior integralidade, reunindo harmonicamente em si a colorida multiplicidade da vida. Leva clareza e luz à mente e à alma, e estimula a compreensão espiritual. Ajuda a alma a se unir à Alma Universal. Além disso, dissolve acúmulos e bloqueios, confere proteção e proporciona novas energias.

Aromaterapia

Olíbano: Não é por acaso que o incenso obtido da resina da árvore de olíbano é o incenso tradicional nas cerimônias religiosas. Seu odor eleva a mente e a alma e purifica o ambiente. Coloca o cotidiano em segundo plano, aprofunda a fé e eleva a alma a um nível no qual pode tornar-se receptiva à luz divina. **Lótus:** A flor de lótus é, no Oriente, um símbolo de beleza e de realização espiritual. Nascida no lodo, eleva-se a uma grande altura com a sua flor. Da mesma maneira vive o homem realizado no mundo, pois o seu ser verdadeiro permanece intocado pelo mundo e uno com Deus. Luz e harmonia irradiam-se dele e distribuem amor, alegria e compreensão no mundo. O aroma da flor de lótus leva em si essa mensagem, conduzindo a alma receptiva e preparada no caminho para a união com Deus.

Para a Compreensão das Correlações Astrológicas

Na literatura especializada encontramos as mais diversas correlações dos planetas e das constelações com os chakras. Evidentemente, existem aqui vários sistemas, partindo de diversos pontos de apoio. Assim, por exemplo, são atribuídas determinadas cores aos planetas e às constelações. Através dessas correlações de cores podemos chegar a conclusões sobre os chakras correspondentes, uma vez que cada um deles já tem a sua própria irradiação colorida. Outros sistemas partem dos elementos relacionados com as constelações e com os chakras. Ligações dos órgãos e de partes físicas com os planetas e as constelações constituem uma outra possibilidade de se chegar a conclusões quanto ao chakra correspondente. Freqüentemente encontra-se também uma combinação dos diversos sistemas. Um outro sistema relaciona os sete planetas da astrologia clássica (Sol, Lua, Mercúrio, Vênus, Marte, Júpiter e Saturno) com os sete chakras. Aqui enfatiza-se como as correlações são mudadas à medida que o homem se desenvolve, quando então também os planetas transaturninos, Urano, Netuno e Plutão, descobertos mais recentemente, são envolvidos.

Julgamos que cada um desses sistemas possui certa legitimidade e reconhece determinados aspectos no campo de expressão de cada chakra. Assim levamos em consideração, nas correlações astrológicas mencionadas nos capítulos dedicados a cada chakra, as diversas possibilidades de inter-relacionamento, que nos pareceram razoáveis e lógicas, e acrescentamos, resumidamente, qual o aspecto ou a função do chakra representado pelos planetas e constelações correspondentes.

Possibilidades de Purificação e de Ativação dos Chakras

A abertura dos chakras é uma viagem para o interior de você mesmo, uma viagem na vida e uma viagem para Deus. É um método unificado de desenvolvimento de todos os potenciais contidos em você como ser humano.

As possibilidades que aqui nos são oferecidas temos denominado, em parte, como "terapia", o que, no entanto, não deve significar que elas só possam ser usadas na medicina prática. A palavra "terapia" provém do grego "therapeua" e significa "dar apoio a alguém no seu caminho" e, nesse sentido, também os aromas, os sons, as cores e as pedras preciosas, por exemplo, podem nos acompanhar beneficamente no nosso caminho para a abertura e a harmonização dos chakras.

Para os efeitos positivos da terapia dos chakras serem duradouros, devem ser acompanhados de um processo interior de amadurecimento e crescimento. Para consegui-lo, atente para o seguinte:

1) Selecione uma ou mais formas de terapia aqui descritas e que mais lhe dizem respeito e utilize-as tão regularmente quanto possível. Ao fazê-lo, avalie o seu estado. Somente desse modo é que se consegue um desenvolvimento continuado.

2) Quando se dissolverem bloqueios durante a terapia dos chakras, é possível que você reviva mais uma vez as experiências ou sentimentos que causaram os bloqueios. Doenças crônicas também podem, temporariamente, entrar em fase aguda, semelhante ao caso da reação de cura desejada em diversas terapias naturais.

Deixe que essas reações aconteçam, sem interferir e sem condená-las. Não reprima o riso ou as lágrimas. Tudo o que experimentar é um aspecto necessário e valioso da purificação natural dos seus chakras. Você sentirá por si mesmo quando um desses processos de purificação se torna demasiado intenso. Deixe então que o efeito do tratamento vá passando lentamente, fique mais um pouco de tempo sentado ou deitado e dispense aos acontecimentos do seu corpo e da sua alma uma atenção carinhosa, até que não o preocupem mais.

3) Sobretudo, fique atento para a abertura e a harmonização do chakra do coração, que constitui o centro do sistema dos chakras, pois nele encontra-se o amor que o abre para a vida e para os outros, um amor capaz de neutralizar todas as tensões que poderiam fechar outra vez os seus chakras. Através da abertura do chakra do coração você consegue com que os outros chakras também permaneçam abertos, e que o seu potencial seja expressado da melhor forma possível.

4) Cuide para que sejam integradas na sua vida diária todas as experiências que lhe chegam através da abertura gradual dos chakras. Não recuse nada, mas olhe tudo de modo aberto e carinhoso. Somente assim você poderá compreender as mensagens e aproveitá-las para a sua vida e para o seu desenvolvimento.

Antes de entrar em detalhes sobre as diversas formas de terapia, queremos antecipar algo bastante fundamental para a compreensão das mesmas: no ponto de origem da nossa Criação encontramos uma energia consciente pura e ilimitada, uma energia que ainda não se manifestou, que ainda não tem forma nem qualidade. Quando essa energia consciente começa a vibrar, formam-se padrões de energias que, nas suas variações e transformações, provocam a multiplicidade das manifestações da Criação. Quanto mais condensadas se tornarem as vibrações da energia consciente primitiva, tanto mais concreta e palpável se torna a sua expressão, até que finalmente aparece a assim chamada matéria sólida.

Um princípio semelhante é conhecido pela física dos quanta. Esse princípio descreve um campo unificado, uma região do menor estímulo da matéria, na qual estão contidos, de modo latente, todos os outros estados estimulados da matéria, a partir da qual eles surgem, produzindo o mundo visível.

No processo de manifestações da energia consciente fundamental desenvolvem-se, inicialmente, alguns padrões básicos de vibração, que percorrem a Criação inteira, em todos os seus planos.

Sabemos que a luz branca e incolor se divide nas sete cores do espectro, de cujas combinações nasce toda a riqueza de cores do nosso mundo. Os mesmos padrões de vibração básicos, que no âmbito da luz se manifestam em forma de certas cores, são encontrados no mundo dos sons, na forma de determinadas tonalidades. Também aqui existe uma escala de tons básica, sobre a qual é construída uma multiplicidade ilimitada de peças musicais. O mesmo vale para o abstrato domínio dos números, para o reino das formas e dos movimentos (como são expressados na dança, por exemplo), para o reino vegetal e animal, bem como para o reino dos aromas, dos cristais e dos minerais, dos metais, etc. Na astrologia, os padrões de vibração básicos são expressados através dos princípios dos vários planetas e constelações; no ser humano, encontramo-los na forma de qualidades diferenciadas, de percepções e sensações, bem como no funcionamento de determinados componentes físicos e dos órgãos que, por sua vez, correspondem aos respectivos chakras.

Através da lei da ressonância vibratória é agora possível atuar sobre os chakras. Por meio da fusão dos nossos sentidos internos ou externos com um determinado padrão de vibrações, estimulamos e animamos a vibração do chakra correspondente.

Por exemplo: através do efeito de um tom levemente rosado é ativada uma sensação de suavidade e de amor carinhoso no seu chakra do coração. No campo das pedras preciosas, o quartzo rosado provocaria uma ressonância vibratória correspondente. Na música, isso seria conseguido, por exemplo, pela melodia suave de uma harpa ou de um violino. O contato pessoal, suave e carinhoso, também pode provocar uma vibração correspondente no seu chakra do coração e contribuir para que este se abra a fim de ativar a sua própria vibração. Desse modo, você encontrará em todos os planos da Criação formas de expressão que correspondem ao princípio da suavidade e do amor carinhoso, e que despertam esses sentimentos no seu interior.

Nos capítulos anteriores, correlacionamos com cada um dos chakras as experiências da natureza, as cores, as pedras preciosas, os sons e aromas a ele correspondentes e que poderão ser utilizados na terapia dos chakras. Quanto mais clara, mais pura e mais natural for a vibração dos meios que empregar, tanto mais eficazmente animará as vibrações do seu chakra na sua forma pura e primitiva, neutralizando com isso as influências negativas ou o mau funcionamento do chakra.

Contatos com a natureza

A natureza oferece muitas possibilidades de agir de modo purificador, harmonizador e animador sobre os chakras. A beleza das paisagens, dos rios, dos animais, das flores e das plantas une-se às vibrações dos três chakras inferiores e apóia-os na sua função original. Com relação aos três chakras superiores, a beleza do nosso planeta ajuda a expressar e a estabilizar as energias desses chakras no aqui-e-agora. O céu, com suas cores cambiantes, com suas luzes e constelações, age de modo a ampliar e a engrandecer os três chakras inferiores, apoiando os três chakras superiores na sua função original. No chakra do coração, a beleza do céu e da terra, com suas vibrações específicas, se unem no amor.

Deixe que as experiências da natureza atuem sobre você numa atitude de silêncio interior, de receptividade e de agradecimento. Isso vai abri-lo e torná-lo receptivo a todas as influências curadoras, ampliadoras e vivificantes. Dirija a sua atenção suavemente para o chakra correspondente, enquanto imagina que está absorvendo seus contatos com a natureza através desse chakra. Deixe que se extravasem todos os sentimentos e sensações que despontarem no seu interior. Eles são a expressão do efeito de limpeza e de ativação exercido pela experiência consciente da natureza no seu chakra.

Terapia dos sons

O som é vibração em forma audível. Se o nosso aparelho auditivo tivesse um alcance maior, de modo a captar todas as freqüências de cada intensidade sonora, então ouviríamos a música das flores e dos campos, das montanhas e dos vales, o canto do céu e das estrelas, bem como a sinfonia do nosso próprio corpo.

As opiniões da ciência moderna confirmam aquilo que os místicos e sábios de todas as culturas reconheceram e empregaram para a harmonização, a cura e a ampliação da consciência do ser humano: a vida inteira da Criação consiste em sons. O homem e seu mundo nasceram dos sons e são mantidos por eles.

A ciência confirma que todas as partículas no universo, bem como todas as formas de radiação, todas as forças da natureza e cada informação obtêm suas características específicas através da sua estrutura musical, através da freqüência e do padrão melódico, bem como através dos sons fundamentais com suas vibrações especiais.

Realmente, dos trilhões de vibrações físicas possíveis, e com maioria avassaladora (na proporção de 1 para 1 milhão), o universo seleciona as poucas milhares que possuem caráter harmônico: os intervalos da série de sons concomitantes, das escalas de tons maiores e, mais raramente, das escalas de tons menores, bem como de certas escalas de tons litúrgicos, dos ragas hindus, etc.

Assim, os prótons e nêutrons do átomo de oxigênio, por exemplo, vibram numa escala de tons maiores; da formação de clorofila ativa por meio da luz e da matéria originam-se trítons; cada flor e cada haste de gramínea do campo entoa sua própria canção, e todos esses cantos soam em harmonia. Caso não vibrassem assim, não cresceriam em conjunto, como realmente acontece no caso de certas plantas.

142

Devemos muitos dos nossos conhecimentos sobre as plantas à moderna espectroscopia fotoacústica. A título de exemplo, com a sua ajuda, tornou-se audível o desabrochar de um botão de rosa: um troar semelhante ao de um órgão musical, fazendo lembrar os sons de uma *Toccata* de Bach. E a moderna radiotelescopia confirma que também o Cosmos está cheio de sons, e que cada corpo celeste tem a sua canção.

Nossa música é uma réplica dessa música da vida. Nos cultos religiosos de muitos povos ela representa uma repetição do ato da Criação. É uma energia vital que penetra todas as formas de manifestações, uma energia que possui a força de manter e de renovar a vida. Podemos utilizá-la para nos religarmos com as forças da vida que agem no núcleo mais íntimo de todas as coisas, para equilibrar nossas energias e para criar uma situação de harmonia com a vida, no universo inteiro.

Todavia, nem todo tipo de música se presta para esse fim. Conhecemos, por experiência própria, as diferentes sensações que os vários tipos de música despertam em nós. A música pode agir de modo calmante e relaxante, pode levar-nos a uma condição de equilíbrio e harmonia, e pode ser animadora e inspiradora, cativante ou também superficial e trivial. Sons desarmônicos podem até mesmo provocar nervosismo e agressividade, ou um sentimento de perplexidade e desânimo.

O efeito dos variados tipos de música foi posto em evidência, entre outros, em numerosas demonstrações com espécies de animais e plantas selecionadas. Assim as galinhas, com música clássica, botam mais ovos, e as vacas fornecem mais leite, enquanto que com o *rock* a postura de ovos diminui rapidamente, assim como a produção de leite das vacas. As plantas expostas por um tempo prolongado ao som do *rock* definham e crescem na direção oposta à do alto-falante. Com música clássica, todavia, reagem crescendo mais rápido e formando mais folhas e frutos do que as plantas dos grupos controle não expostas a nenhum tipo de música. A música de Bach parece ser a preferida pelas plantas. Alguns tipos de plantas se voltam, com esses sons, num ângulo de 35° para o alto-falante. Uma influência extremamente positiva parece ser exercida pela música da cítara hindu. Aqui o ângulo de inclinação chega a ser de 60°, e as plantas mais próximas envolvem até o alto-falante, como se quisessem juntar-se inteiramente à fonte dessa música estimulante da vida. As plantas parecem reagir de modo neutro às músicas folclóricas ou *country*. Não demonstram nenhuma reação diferente daquela das plantas dos grupos controle.

O que é válido para as plantas e os animais vale também para o homem. Quando quisermos ativar e harmonizar nossos centros de energia com a ajuda da música, devemos escolher a música com o necessário cuidado.

143

Nos capítulos relativos a cada chakra você encontra informações básicas sobre o tipo de música adequado à reanimação e harmonização dos respectivos centros de energia. Dê uma olhada na sua coleção de fitas e discos nesse sentido e talvez descubra, entre os mesmos, algum tipo de música chákrica – e talvez também a música predileta de determinado chakra. Nesse sentido, siga os seus sentimentos e não apenas as nossas indicações. Ao comprar novas fitas ou discos, você deverá atentar para o chakra envolvido na respectiva música. Faça anotações sobre isso. Desse modo, você sempre poderá recorrer rapidamente à música correspondente quando quiser influenciar um determinado centro energético. Você pode montar uma viagem musical através dos sete chakras transferindo para uma fita, na forma de trechos de 3 a 5 minutos para cada centro de energia, as suas músicas favoritas. Deixe que cada trecho se inicie com suavidade e termine brandamente. Comece pela música do chakra da raiz e grave para cada chakra trechos correspondentes, até o centro do vórtice.

Essa viagem sonora através dos chakras também pode ser encontrada na fita "Meditação dos Chakras".* Foi composta especialmente para a terapia dos chakras e para a meditação chákrica. O primeiro lado dessa fita serve como fundo sonoro da viagem de fantasia e cujo texto pode ser lido a partir da página 183 deste livro. O outro lado contém apenas a música dos chakras. Baseia-se no conhecimento de que cada centro de energia se relaciona com um determinado som da escala musical, bem como com uma tonalidade específica. Assim,

o Dó baixo e o Dó maior para o 1º chakra;
o Ré e o Ré maior para o 2º chakra;
o Mi e o Mi maior para o 3º chakra;
o Fá e o Fá maior para o 4º chakra;
o Sol e o Sol maior para o 5º chakra;
o Lá e o Lá maior para o 6º chakra;
o Si e o Si maior para o 7º chakra.

Além disso, para a composição dessa música foram escolhidos instrumentos, ritmos e seqüências sonoras sintonizados com cada chakra, proporcionando uma adequada animação e harmonização dos centros de energia e, com isso, de todo o seu ser. Essa viagem pelo mundo dos sons pode ser efetuada individualmente ou para dar apoio e complementar as outras formas de terapia descritas neste livro.

---

* *Meditação dos Chakras*, de Shalila Sharamon e Bodo J. Baginski, Editora Windpferd, Durach, primavera de 1990.

Também a *Suite Espectro* de Steven Halpern é apropriada para esse fim. Ela foi composta levando em consideração os tipos de sons relacionados com cada chakra. Assim como muitas outras obras da música *New Age*, também esta é de estilo simples. Pelo que sabemos, a obra de maior envergadura da música dos chakras é o *O Órgão Musical dos Chakras*,* também publicado pela Editora Windpferd. É composta de sete brochuras contendo cada uma, além de uma instrução para a meditação dos chakras, uma fita com música (sintonizada especialmente com o centro de energia correspondente) e uma instrução para meditação em forma de discurso, bem como a indicação de um aroma especial, ou de uma mistura aromática para cada chakra, assim como a de uma pedra preciosa correspondente. Cada fita tem a duração de 60 minutos, dos quais 30 consistem de música chákrica e os outros 30 de música com instruções para a meditação.

Para a terapia da música dos chakras você deve permanecer deitado ou sentado confortavelmente para poder relaxar. Ao fazê-lo, deverá atentar para que as costas fiquem eretas a fim de que as energias possam fluir livremente entre os diversos centros de energia.

Abra-se então para a música e deixe-se impregnar por ela. Deixe que suas vibrações transformem as vibrações do seu corpo, da sua mente e da sua alma. Coloque de lado suas esperanças e imaginações e entre em sintonia com o seu som, até ser absorvido por ele. Dirija sua atenção, na primeira parte da música, suavemente e sem esforço ao chakra da raiz e "observe" o que acontece. Não tente apagar as imagens e sentimentos que a música desperta em você e verificará que, na ascensão de um chakra para o outro, se sentirá cada vez mais relaxado, animado e feliz. Talvez sinta que os sons, num determinado centro energético, trabalham com mais intensidade, ou perceba nitidamente os bloqueios em um dos chakras. Nesse caso, poderá aumentar o fluxo de energia nesse chakra numa próxima ocasião, através de alguns cristais de rocha (veja também o capítulo sobre a terapia com as pedras preciosas).

Quando a música tiver terminado, desfrute por mais algum tempo o silêncio que se fez. É um silêncio vivo, como talvez você nunca sentiu antes. Assim como na luz incolor estão contidas todas as cores, da mesma forma esse silêncio reúne todos os sons do universo. Nesse silêncio maravilhoso e pleno, sua alma está sobremaneira desperta e receptiva para o som divino, soando através de todas as manifestações e aberta para as manifestações que essa "Voz de Deus" mantém à sua disposição.

Finalmente, imagine como o silêncio penetra, desde o chakra da coroa, em todos os centros de energia.

---

* *Chakra-Orgel*, de Marianne Uhl, Editora Windpferd, Durach, 1989.

Você pode repetir esse banho purificador e reanimador de energias espirituais todas as manhãs e noites, ou sempre que sentir a necessidade ou o desejo de desfrutá-lo.

Se tiver alguma preferência especial por um trecho de música que o deixa sobremaneira relaxado, calmo e pleno de alegria interior, você poderá usá-lo, naturalmente, como fundo musical de qualquer outra forma de terapia.

A dança também é recomendada. Se tiver composto para si mesmo uma viagem musical através dos chakras, dance conforme os seus sons sempre que sentir esse desejo. Deixe que seu corpo encontre as formas de expressão correspondentes. Através dessa dança, você se envolve, em todos os planos, no jogo animado da Criação. Suas forças podem se expressar através do seu corpo, e com isso fluem com maior intensidade nas ações da vida diária. Naturalmente, você também pode dançar segundo a música de cada chakra, caso deseje se unir prioritariamente com as forças desse centro de energia e queira expressá-las de um modo eficiente.

Quero apresentar agora mais duas terapias de som adicionais e suas respectivas meditações sonoras, muito eficazes. Aqui, todavia, a sua própria voz é o instrumento, de modo que as vibrações o penetram tanto por fora como por dentro. Além disso, você entoará apenas um som por vez para a estimulação de cada chakra.

Da ciência dos sons fundamentais sabemos que cada som contém todos os demais, mesmo que estes não sejam percebidos, normalmente, de modo consciente. Quando uma corda vibra – e nossas cordas vocais correspondem às cordas de um instrumento – não vibra apenas a corda inteira, ou o som fundamental, mas também metade da corda, isto é, a oitava superior seguinte, bem como vibram dois terços da corda, ou o acorde de quinta, três quartos da corda, ou o acorde de quarta; assim como três quintos da corda, ou a sexta maior; quatro quintos da corda, a terça maior; cinco sextos da corda, a terça menor; etc. Isso significa que a escala musical inteira, em forma de série de sons fundamentais, vibra conjuntamente. Na Índia existem diversos instrumentos que enfatizam e acentuam sobremaneira os sons concomitantes, de modo a poderem ser percebidos conscientemente pelo ouvido humano. Algo semelhante ocorre na entoação desses sons fundamentais.

Para nós, o conhecimento a respeito da vibração conjunta e espontânea dos sons fundamentais significa que, com cada som que entoamos para um determinado centro de energia, todos os outros centros são envolvidos, de modo que a cada estímulo de um chakra todos os demais centros energéticos passam a vibrar.

Ambas essas formas de terapia podem ser executadas em pé ou sentado, preferencialmente na posição de lótus ou postura do alfaiate, bem como na posição do diamante (de joelhos, com as nádegas entre os calcanhares).

146

A primeira das formas de terapia dos sons que queremos apresentar aqui usa os sons da escala musical coordenados com os chakras, bem como as vogais do alfabeto; na Índia também o "m" é considerado vogal. O efeito das vogais poderá ser verificado nos capítulos dedicados a cada chakra. Faça a entoação das vogais durante a expiração. Cante cada vogal três vezes em volume normal, dirigindo sua atenção ligeiramente para o chakra correspondente, deixando que o som vibre nessa região.

Comece pelo chakra da raiz e cante as vogais na seguinte seqüência:

a vogal "u" em Dó baixo para o 1º chakra
a vogal "o" fechado em Ré para o 2º chakra
a vogal "ó" aberto em Mi para o 3º chakra
a vogal "a" em Fá para o 4º chakra
a vogal "e" em Sol para o 5º chakra
a vogal "i" em Lá para o 6º chakra
"m" em Si para o 7º chakra

Nas vogais do alfabeto está contido todo o cosmos. As vogais levam você para dentro e para fora, para baixo e para cima, e são coroadas pelo "m" da unidade eterna.

Agora você pode subir e descer mais uma vez a escala dos sons. Permaneça depois mais um pouco em silêncio e deixe que as experiências surtam o efeito desejado.

A última forma de terapia dos sons: no lugar das vogais, use os mantras básicos coordenados com os chakras. Os mantras são sílabas de meditação que agem através das suas vibrações. Elas expressam certos aspectos da unidade divina não dividida e unem o praticante a essa força cósmica. Para a meditação dos chakras são utilizados os assim chamados mantras raiz ou Bija. Bija significa energia, semeadura, força de raiz, ou a força que está por trás de cada manifestação material. Neles estão concentrados, de modo considerável, as forças de expressão especiais da unidade mais elevada. Desejamos mencionar aqui mais uma vez os Bija que estimulam os respectivos chakras.

LAM	para o 1º chakra
VAM	para o 2º chakra
RAM	para o 3º chakra
YAM	para o 4º chakra
HAM	para o 5º chakra
KSHAM	para o 6º chakra
OM	para o 7º chakra

Pelo que sabemos, as escolas tradicionais não ensinam a entoação dos mantras raiz nos sons da escala musical. Você deveria tentar o modo que mais lhe agrada e que sente que é o mais eficiente. Você também pode recitar os mantras interiormente, sem emitir som algum.

Uma vez que as últimas duas terapias de som e suas respectivas meditações sonoras aqui descritas exigem pouco tempo para a sua execução, poderão ser facilmente praticadas todos os dias. Nisso e em outras formas de terapia de sons deverão ser usadas, o quanto possível, roupas de fibras naturais e o ambiente que o envolve deverá ser o mais natural possível. No início deste capítulo descrevemos como todas as coisas produzem a sua própria música. Essas vibrações agem sobre nós de modo semelhante às vibrações da música audível e dos ruídos perceptíveis, se bem que numa proporção mais fraca. Eles produzem no nosso interior uma ressonância que modifica os nossos padrões vibratórios ou que pode perturbar o funcionamento harmonioso desses padrões. Podemos partir do princípio de que todas as coisas crescidas e criadas de modo natural produzem sons harmoniosos, em concordância uns com os outros, e que nos levam à concordância com a grande sinfonia da Criação. As substâncias e matérias produzidas artificialmente, em contrapartida, darão origem a desarmonias, na maioria dos casos, comparáveis aos ruídos freqüentemente desagradáveis das máquinas inventadas pelo homem. Esse poderá ser o motivo de pessoas sensíveis não se sentirem bem num mundo de plásticos, bem como usando roupas sintéticas.

Quando estiver praticando uma das terapias de sons regularmente e da forma descrita, começará a sentir como está se abrindo cada vez mais para a música da vida.

Ao terminar este capítulo, queremos citar algumas palavras do músico sufi hindu Hazrat Inayat Khan:

"A experiência da harmonia e da unidade pode ser feita pelo ser humano em qualquer lugar, na beleza da natureza, na cor das flores, em tudo o que se vê e em tudo o que se encontra. Nas horas de meditação e de solidão, e nas horas em que estiver no meio do mundo. Em todo lugar sinta a música, experimente com satisfação a sua harmonia. Ao derrubar os muros que o envolvem, experimente a união total com o Absoluto. Essa união é uma manifestação da Música das Esferas."

Cromoterapia

As cores são sons que se tornaram visíveis, mas que vibram em freqüências bem mais elevadas do que as percebidas pelos nossos ouvidos. Para a sua percepção, a natureza tem um outro meio: a visão humana. Através da sua vibração específica (comprimento de ondas ou freqüência) as cores exercem uma poderosa influência sobre nós, independentemente do fato de estarmos conscientes disso ou não. Estamos sempre expostos a influências cromáticas, e isso se inicia nas grandiosas manifestações da natureza, no azul do mar e do céu, no verde das florestas e dos campos, no marrom da gleba de terra recém-arada, no amarelo da areia do deserto, até no jogo de cores variável do sol nascente e poente. Mas também o nosso meio ambiente, pequeno e individual, é impregnado e formado de cores, por meio da nossa vestimenta, da roupa de cama, dos nossos móveis e dos tapetes em nossa casa e no escritório. Até mesmo a cor dos nossos alimentos produz efeitos. Em todo lugar estamos expostos à vibração das cores, cujos efeitos, consciente ou inconscientemente, chegamos a sentir.

É evidente, e deveria ser até indiscutível, que devemos utilizar as cores de modo consciente e apropriado, isto é, que devemos usar o seu efeito. As diferentes vibrações das cores atuam sobre nós especialmente através dos chakras. Nos capítulos dedicados aos chakras, descrevemos as cores que estão em estreito relacionamento com cada chakra. São sobretudo as cores do espectro do raio de luz decomposto, das quais uma sempre é relacionada com cada chakra. Todos conhecemos essa refração da luz, que ocorre sempre que um raio de luz atravessa um vidro lapidado ou um prisma feito especialmente para esse fim. Na natureza essas cores podem tornar-se visíveis através de uma gota de orvalho ou de chuva. No arco-íris podemos observar esse espetáculo na sua forma mais completa. Nele temos as cores do espectro na sua mais pura expressão. E quando efetuamos curas através das cores, essas últimas deverão ser tão puras quanto possível.

Na prática terapêutica temos utilizado com freqüência uma lâmpada especial para a terapia de cores. Nela são introduzidas adequadamente placas de vidro coloridas cujos raios são dirigidos diretamente sobre o paciente. Essa simples providência já demonstra ser bastante eficaz. Melhor ainda seria um projetor especial de cores por meio do qual todos os sete chakras pudessem ser tratados simultaneamente com as irradiações da melhor maneira possível.

Até o momento não conhecemos um aparelho desses, e por esse motivo apresentamos um projeto para o mesmo. Naturalmente, você também pode utilizar um quebra-luz de escrivaninha comum com uma folha de papel devidamente colorida colocada frente ao mesmo (cuidado com o aquecimento: perigo de incêndio!), e com essa luz tratar a região de cada chakra, por exemplo, por 5 a 10 minutos cada um, ou o corpo inteiro.

Uma possibilidade sobremaneira interessante de tratamento pelas cores é oferecida há alguns anos pelo pesquisador de pedras preciosas Joachim Roller. Ele desenvolveu pequenos projetores de pontos especiais em cujas pontas estão fixadas diversas pedras preciosas, de modo que o raio de luz enfeixado e emitido pela pedra atinja uma qualidade de vibração específica e adequada. Os projetores de pedras preciosas são ajustáveis, de modo a poderem ser dirigidos individualmente para uma pessoa sentada, por exemplo. O princípio dessa

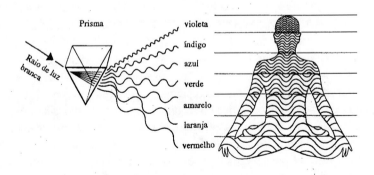

Um raio de luz branca é decomposto pelo prisma nas 7 cores do espectro, que se tornam visíveis em suas diversas freqüências de ondas. Ao mesmo tempo, é demonstrada a sua correlação com os chakras.

utilização especial tem como base a ciência ayurvédica, extensamente estudada por Joachim Roller. Seus sucessos terapêuticos, descritos entre outros, em vários simpósios, falam por si só. Enquanto isso, ele oferece esses kits de projetores de pedras preciosas para todos os chakras, ou também projetores para cada chakra em particular. Não são bonitos, mas mesmo assim são recomendáveis para esse tipo de terapia.

No entanto, os conhecimentos sobre o efeito especial da luz filtrada não são nada novos. Já os antigos egípcios, bem como os gregos, utilizavam as vibrações das cores de modo controlado e apropriado na cura de doenças. Conforme as moléstias, os pacientes eram colocados em recintos cujas janelas eram cobertas de panos coloridos, de tom azul, vermelho ou violeta, por exemplo. A luz solar que penetrava as janelas ganhava com isso uma nova qualidade de vibração, que em determinadas doenças de cunho físico ou mental-espiritual agia de modo positivo. Certamente esse procedimento ainda pode ser praticado hoje em dia. Em nossas igrejas encontramos freqüentemente grandes janelas de vidro colorido, através das quais a luz que penetra também ganha uma nova qualidade. Presumimos que os antigos mestres-de-obra de edifícios sacros conheciam esse efeito e usavam as cores com conhecimento de causa e deliberadamente.

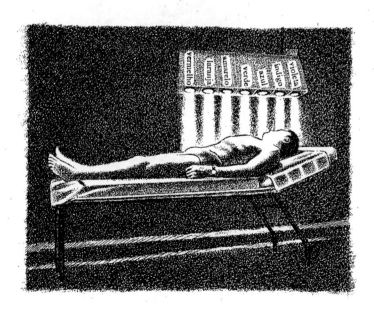

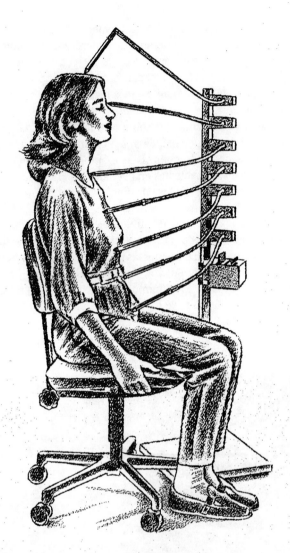

Projetor de Pedras Preciosas

É de se supor que a cor da nossa roupa (bem como a da roupa íntima) exerça uma grande influência sobre o nosso bem-estar. Se você quiser ativar um chakra, então use, especialmente na região do chakra correspondente, uma roupa de cor apropriada. Além disso, você pode exercer uma nítida influência sobre o seu bem-estar através da cor da sua roupa de cama. Por exemplo, se se sentir constantemente fraco e sem energia, pode apreciar tapetes e cortinas vermelhas, e possivelmente bastantes flores vermelhas à sua volta. Também alimentos vermelhos, bem como condimentos e bebidas dessa cor são favoráveis para revigorar um primeiro chakra enfraquecido. O suco de beterraba, indicado em casos de anemia, também é conveniente do ponto de vista da terapia das cores. Por último, não existem limites na nossa imaginação para o uso da terapia das cores – quando simultaneamente tivermos em mente o esquema básico das cores dos chakras.

Deveríamos pensar no fato de que a Criação inteira está construída segundo princípios cromáticos determinados e convenientes. Não é por acaso que a cor do nosso sangue é o vermelho, a mesma cor apresentada pela brasa ou pela lava aquecida de um vulcão. A cor vermelha sempre implica energia e atividade; seja pelo fato de uma rosa vermelha atrair os insetos para a polinização ou pelo fato de um bar com iluminação vermelha atrair seus freqüentadores para atividades sexuais, é sempre o mesmo e único princípio que está por trás disso. Conhecemos o conceito de "quarteirões ou bairros da luz vermelha" para aqueles lugares da cidade nos quais são encontrados estabelecimentos para o comércio do amor. No âmbito da sexualidade, a cor vermelha expressa o instinto puramente físico. Por outro lado, a cor laranja, relacionada com o segundo chakra, convida mais para o desfrutar de uma sensualidade aprimorada, que leva a um profundo prazer de vida e a um erotismo em que os sentimentos de amor desempenham um papel. Nesse contexto, julgamos que é interessante notar que a cor predileta dos seguidores de Bhagwan, durante muitos anos, era o laranja. Por esses poucos exemplos torna-se evidente que, pelo menos em parte, o efeito das cores é reconhecido e utilizado. Isso todavia acontece em poucas áreas da nossa existência. Uma condição ótima para o uso igualmente simples e eficaz das vibrações cromáticas é conseguido quando conhecemos a correlação das cores com os 7 chakras principais, e a usamos de modo conveniente.

Quem alguma vez tentaria aquecer um vulcão? Todavia, na vida isso acontece com freqüência. Nesse sentido, gostaríamos de contar-lhe um exemplo da nossa própria vida: Certo dia, chegou na clínica de Bodo uma freira queixando-se de certos problemas na parte inferior das costas. Ao deitar-se sobre a cama do consultório, Bodo ficou surpreso com a cor vermelha muito viva das roupas íntimas da paciente, visto que exteriorizar livremente sua sexualidade era quase impossível para essas religiosas. Desse modo, formou-se uma sobrecarga de energia no fim da sua coluna vertebral (1º chakra). Neste caso, a cor da roupa usada era contra-indicada. Caso essa mulher tivesse se exposto a uma vibração violeta, por exemplo, ele teria tido uma ajuda para transformar "espiritualmente" o excesso de energia; com a cor azul ela certamente poderia ter sublimado suas energias, isto é, tê-las neutralizado.

Num caso desses, o alcance das vibrações cromáticas fica muito evidente e como não é fácil esquecer a imagem de uma freira usando roupa íntima de cor vermelho-vivo, contamos-lhe essa experiência, sem dúvida nada comum.

Cientes do relacionamento que existe entre as cores e os nossos centros de energia, podemos usar as vibrações cromáticas de modo consciente e dirigido. Quando, por exemplo, quisermos ativar o chakra do coração, utilizamos, o quanto possível, tonalidades suavemente rosadas: colocamos flores cor-de-rosa em casa e no escritório, usamos roupas preferivelmente rosadas ou talvez também o tão citado "óculos cor-de-rosa", através do qual realmente vemos um mundo cor-de-rosa. Existem também lâmpadas rosadas, velas cor-de-rosa ou também correspondentes aditivos para banhos. E quando preparamos um iogurte ou pudim, por que não um cor-de-rosa? Como jóia usaríamos, por exemplo, o quartzo rosa, e poderíamos colocar pedras preciosas de cor rosada sobre o criado-mudo, sobre a escrivaninha ou também na cozinha.

Se você quiser se envolver por longo tempo com essa cor suave do coração, poderá decorar sua residência, ou um quarto da mesma, com tons rosados. Com cortinas, tapetes e móveis estofados você pode dar a ênfase cromática correspondente.

Na cultura atual o rosa é a cor preferida para as roupas da menina recém-nascida; nas mulheres adultas a roupa íntima de cor rosa é bastante apreciada. É provável que o desdobramento dos impulsos mais refinados do amor, no chakra do coração, seja considerado uma característica bem feminina. Aqui desejamos encorajar os homens a deixar as convenções de lado e se cercarem de estímulos cor-de-rosa, quando isso parecer conveniente.

Caso alguma vez você verificar que não há possibilidade de se expor conscientemente a uma vibração cromática preferida, você deve decidir-se pelo branco, isto é, pela luz branca, pois, como já mencionei, a luz branca e pura (não a luz neon!) contém em si todo o espectro de cores, e com isso também a cor da qual eventualmente está necessitando. Através do uso de roupas brancas, ou da exposição à luz solar natural, você aproveita, automaticamente, o espectro cromático na sua totalidade. Essa forma de uso das cores também era conhecida dos antigos egípcios e gregos. Eles colocavam seus doentes, durante o dia, na luz do sol, ou envolviam-nos com panos brancos.

154

A cor preta tem o efeito contrário, de menor vibração cromática. Por esse motivo, o preto é a mais desfavorável das possibilidades de uso das cores. O uso constante de roupa preta leva a uma perceptível diminuição das funções dos chakras, e quem já tem uma "natureza instável" logo perceberá isso, mesmo quando o preto estiver na última moda.

Sempre que conseguimos uma determinada compreensão, optar por agir a favor ou contra a natureza, ou seja, a favor ou contra suas leis, fica a nosso critério. Somos livres. Tomemos a nossa decisão!

Uma meditação cromática dos chakras

"Entendo como mente a força da alma que pensa e forma idéias."

Aristóteles (384-322 a.C.)

Todas as possibilidades de aplicação até agora discutidas são apenas "métodos externos", nos quais a pessoa se abre a uma influência que vem de fora, submetendo-se à ação da mesma. Todavia, existem também possibilidades excelentes de usar as cores "internamente". Isso exige certo grau de atividade da sua parte. Aquelas pessoas que, por natureza, gostam de assumir ativamente influências sobre o seu destino, sentem isso freqüentemente como a mais eficiente possibilidade de agir de forma positiva sobre os próprios chakras.

"Visualização" é aqui a palavra mágica! Significa que desenvolvemos, por meio da nossa força mental, uma imagem interior. Essa é uma faculdade natural da pessoa, não sendo portanto difícil praticá-la. Esse procedimento já é adotado com grande sucesso por muitos médicos e psicólogos, entre outros, na terapia do câncer. Muitas vezes usa-se também a expressão "imaginação", que pode eventualmente ser traduzida como força da imaginação, capacidade de idealização ou como fantasia dirigida e criativa. O interessante nisso é que a nossa mente tem realmente a capacidade de transformar o quadro imaginário em realidade. O importante, contudo, é podermos confirmar totalmente a imagem interior, ou seja, deixar que esta seja verdadeiramente transportada para a realidade.

A maioria das pessoas consegue dominar a técnica da visualização com bastante rapidez, enquanto outras necessitam de alguma prática, mas o esforço certamente vale a pena!

Nesse sentido, é interessante verificar que as pessoas em cujo horóscopo os signos do Fogo (Áries, Leão e Sagitário) estão bastante acentuados têm muita facilidade para visualizar. Da doutrina dos chakras sabemos que o sentido da visão é correlacionado com o elemento Fogo. A maior dificuldade na visuali-

155

zação é encontrada nas pessoas em cujo signo predomina o elemento Terra (Touro, Virgem e Capricórnio). Via de regra, essas pessoas reagem mais à aromaterapia, pois o sentido do olfato está ligado ao elemento Terra. Assim existem, para cada pessoa, âmbitos nos quais ela se sente em casa, e outros com os quais ainda precisa se familiarizar. Isso é determinado pela "Mãe Natureza" e é, sem dúvida, conveniente.

Tudo o que necessitamos para a visualização já se encontra no nosso interior. Para isso, não necessitamos de nenhum meio auxiliar externo, mas leva algum tempo. Nossos chakras reagem prontamente às imagens interiores que fazemos deles, e através da visualização cromática temos uma excelente e sobretudo eficiente possibilidade de agir positivamente sobre os mesmos.

Para praticar a meditação cromática dos chakras, sentamo-nos conforta-velmente, mas de modo ereto, para que a coluna vertebral fique na posição mais vertical possível (todavia, a meditação também pode ser feita em pé ou deitado), fechamos os olhos e permanecemos interiormente calmos. A respiração é tranqüila e uniforme. Quando surgem pensamentos, deixamos que se desvane-çam sem dar-lhes atenção. Assim, permitimo-nos alguns minutos de silêncio. Ficamos cada vez mais calmos e até nos entregamos totalmente à sensação de paz e proteção interior.

Em seguida, dirigimos nossa atenção para a região do primeiro chakra, que se abre para baixo na base da bacia. Ali deixamos que se forme uma pequena centelha de luz vermelha que cresce lentamente, até que se transforme numa bola de luz vermelha brilhante. Isso pode levar um minuto ou mais; o tempo aqui é secundário, pois apenas a imagem é o que importa – e quanto mais mantivermos essa imagem mental, tanto mais forte é o poder desse exercício. Quando esse quadro interior parece querer se diluir, volta a aparecer inocente-mente diante da sua visão mental, sem pressão e sem esforço. Considere-o mais como um jogo. Contudo, trata-se de um jogo bastante especial! É o jogo com as forças primárias do Cosmos, com as leis da manifestação.

Aqui também notamos nossos limites interiores. Comumente sentimos quando chega a ser suficiente. Em regra, bastam dois a três minutos de visuali-zação. Não queremos sobrecarregar os nossos chakras, mas apenas ativá-los harmonicamente. Quando tiver visualizado essa bola de luz vermelha por alguns minutos no lugar correto e com a maior nitidez possível, volte sua atenção suave e lentamente para o segundo chakra, que pode ser encontrado cinco dedos abaixo do umbigo. Aí você coloca inicialmente uma pequena bola de luz, porém, dessa vez num tom laranja claro. E esse ponto de luz alaranjado também vai ficando cada vez mais nítido, maior e mais brilhante. Também dessa vez você tenta perceber essa esfera de luz colorida, bonita e brilhante com a maior nitidez possível através do seu olho interior, fixando esse quadro pelo maior tempo

156

possível. Tudo isso acontece sem nenhum esforço e, quanto mais natural for o procedimento, tanto melhor. Quanto mais clara e nítida for a sua imagem, tanto mais eficiente será a sua visualização. E quando lhe parecer suficiente, dirija-se lentamente para o próximo centro, o chakra do plexo solar, que fica cerca de dois dedos acima do umbigo. Aqui sua bola colorida brilhará numa luz dourada. Depois de alguns minutos, dirija-se suavemente e sem esforço para o chakra do coração. Aí a bola de luz tem duas tonalidades, brilhando internamente na cor rosa e, nas bordas, numa cor verde-clara. Veja também a nitidez dessas cores e desfrute de sua beleza por alguns momentos, até que se sinta satisfeito para poder continuar a viver com calma e esperança.

Mais para cima, na região do chakra da garganta, visualizamos uma outra bola de luz, num azul claro e brilhante. Sinta-se livre também aqui e avance sempre de acordo com seu padrão interior, mas não exagere, pois você deve sempre sentir-se bem durante esse exercício.

E a nossa viagem colorida através do sistema dos chakras continua. Agora estamos acima do nariz, na testa. Também aqui imaginamos inicialmente uma pequena bola colorida, desta vez de um índigo escuro, e também aqui se desenvolve uma grande bola colorida e brilhante. Tentamos novamente fixá-la, com bastante nitidez, diante da nossa visão interior. Apenas essa bola índigo e brilhante conta nesse momento.

E agora o término: o chakra coronário em violeta e dourado – a coroação do nosso exercício. Visualizamos nossa bola colorida no ponto mais alto, no meio da cabeça, e também aqui se desenvolve, da pequena centelha de luz, cada vez mais nitidamente, uma luz violeta com raios dourados. Talvez essa luz ainda brilhe mais intensamente do que as anteriores. É uma sensação maravilhosa e extasiante ser iluminado por essa coroa de luz! Deixemos que os raios dessa luz se espalhem pelo recinto, até que se desvaneçam.

Dessa maneira, fizemos com que todos os sete chakras brilhassem, e permanecemos mais algum tempo em silêncio, antes de abrir novamente, bem lentamente, os olhos. Essa meditação levou cerca de 20 minutos. Quando você examinar o seu interior, verificará por certo que está calmo e equilibrado, mas ao mesmo tempo forte e cheio de alegria de vida interior, receptivo, embora seguramente protegido, no seu centro, mas com os pés fincados neste mundo. Sua mente abriu e equilibrou os seus centros energéticos por meio da vibração cromática visualizada. Você é, portanto, o senhor do seu corpo e também do corpo de matéria mais sutil. Isso você acabou de sentir, com bastante nitidez.

Ao escrever estas linhas, também percorremos visualmente os nossos chakras, e com isso, involuntariamente, ativamos e harmonizamos os mesmos. Sentimo-nos como depois de umas férias curtas, embora essa visualização demorasse apenas alguns minutos. Assim somos duplamente agradecidos por

157

nos ter sido possível explicar essa meditação. Esta é realmente uma das possibilidades mais surpreendentes para a autocura e a harmonização do corpo, da mente e da alma. Na maioria dos casos, isso acontece com mais rapidez do que o tempo que levamos para ir à farmácia, além de ser um caminho natural que poderia ser percorrido tranqüilamente duas vezes por dia. Naturalmente, você também pode combinar muito bem essa visualização cromática com outras formas de terapia dos chakras, como a terapia dos sons, a aromaterapia, o exercício de respiração, etc.

Por favor, não se fixe apenas na compreensão intelectual, pois isso seria de pouca utilidade. Só a experiência, o legítimo vivenciamento interior pode fazê-lo progredir, e isso de um modo maravilhoso e ao mesmo tempo simples.

Nossa força está no aqui-e-agora, na nossa consciência. Comece logo a usá-la! Vale a pena.

Terapia das pedras preciosas

Em todas as grandes culturas conhecidas as pedras preciosas não eram apenas apreciadas pela sua beleza, mas sobretudo pelo seu poder de cura e de harmonização. Elas se formaram durante milhões de anos no seio da terra, passaram numa escuridão segregada por um processo de refinamento, purificação e limpeza, até que na sua forma perfeita foram descobertas e trazidas à luz pelo ser humano.

As pedras preciosas se prestam, de modo especial, para a terapia dos chakras. Produzidas com os elementos do nosso planeta-mãe, elas nos ligam com a força protetora, revigorante e nutridora da Terra. Na beleza de suas irradiações, elas são portadoras da luz em suas cores mais puras e naturais, e transmissoras de energias e propriedades cósmicas. As pedras atraem as forças do céu e da terra, canalizam-nas e irradiam-nas pelo mundo. Através de sua estrutura cristalina, elas contêm, além disso, princípios de ordem que tornam a nos ligar com a ordem cósmica e que agem de modo a harmonizar corpo e alma.

Ao usar uma pedra preciosa ou ao colocá-la sobre uma parte do seu corpo, você cria no seu interior uma elevada ressonância vibratória. As forças e propriedades universais que ainda repousam no seu interior, ou que estão bloqueadas, ocultas ou distorcidas, respondem à vibração das pedras preciosas. Essas forças são despertadas e animadas na sua forma primitiva.

Para uma terapia dos chakras deverão ser utilizadas pedras preciosas da melhor qualidade. Quanto mais claras forem as pedras, e quanto mais pura a sua estrutura, tanto mais clara e pura será também a energia que irradiam e que contêm dentro delas.

Antes de serem usadas, a energia das pedras preciosas deverá ser purificada, pois as pedras não transmitem à pessoa apenas energia, mas também eliminam substâncias nocivas do corpo, ou vibrações negativas do corpo etérico e do meio ambiente. Dessa maneira, limpam e protegem você. Ao fazê-lo, muitas pedras perdem a cor ou apresentam fendas. Nesse caso, não devem mais ser usadas. Você poderá então devolvê-las à terra, enterrando-as. Depois de algum tempo, verifique se já recuperaram sua antiga cor e transparência.

Para limpar a energia das pedras preciosas, você poderá usar água e sal marinho. Para uma limpeza rápida, é suficiente que as deixe por um ou dois minutos sob água corrente e que as seque com um pano limpo, de fibras naturais. As vibrações purificadoras da água levam consigo a carga negativa das pedras.

Para uma limpeza mais eficiente, você deverá colocá-las por algumas horas em água corrente. Melhor ainda seria num riacho de águas naturais e claras. A água corrente, da torneira, também serve.

Uma outra possibilidade consiste em colocar as pedras durante a noite em água com sal marinho natural e puro, ou também guardá-las mergulhando-as em sal marinho seco. Esse sal não deverá ser reutilizado. É melhor que você o devolva à força purificadora da terra. Depois da limpeza, você poderá carregar as pedras energeticamente, expondo-as por algumas horas à luz do sol.

A limpeza e a carga das pedras preciosas deverá ser repetida de tempos em tempos, quando o seu uso for muito freqüente. Na maioria das vezes, você poderá sentir quando elas precisam desse tratamento. No caso de doenças, é aconselhável que as pedras sejam mantidas sob água corrente por alguns instantes depois de cada tratamento.

Ao adquirir ou receber pedras preciosas, é possível que elas já tenham percorrido um longo caminho, durante o qual já absorveram vários tipos de vibrações estranhas. Por isso, é bom limpá-las bem antes da primeira utilização e, se possível, carregá-las com a luz solar. Depois disso, estarão prontas para transmitir-lhe suas forças da melhor maneira possível.

Como já dissemos nos capítulos sobre os chakras, vários tipos de pedras preciosas são relacionadas com cada chakra. Para fins de tratamento, escolha sempre a pedra que supõe ter as propriedades físicas que lhe são sobremaneira úteis. Contudo, também pode deixar-se guiar pela sua intuição e selecionar uma pedra que lhe agrade bastante, pois talvez nem sempre se dê conta da energia que lhe falta num determinado momento. Naturalmente, você também poderá usar pedras que não foram descritas aqui.

Cuide para que não seja perturbado por cerca de 30 minutos e escolha um lugar no qual possa ficar deitado confortavelmente. (Você pode apoiar a terapia das pedras preciosas com sons e aromas, como foi mostrado nos capítulos correspondentes.) Deite-se de costas e estique as pernas, mantendo-as juntas.

Coloque as pedras sobre os diversos chakras. O melhor efeito é alcançado quando elas são colocadas diretamente sobre a pele. A pedra para o chakra da raiz pode ser colocada no espaço entre as pernas ou diretamente no períneo. Com uma roupa íntima justa, ela ficará presa nesse lugar. A pedra que escolheu para o chakra do sacro deverá ser colocada sobre a região púbica. Em seguida, coloque a pedra do centro do plexo solar cerca de dois dedos acima do umbigo. A pedra para o chakra do coração é colocada na altura do coração, no meio do peito. Se quiser, poderá colocar nesse lugar uma pedra verde e uma cor-de-rosa. Também para o chakra da garganta poderão ser usadas duas pedras, caso o julgue acertado. Coloque a primeira na cavidade da garganta e a outra na nuca. A pedra para o terceiro olho é colocada acima do nariz, entre as sobrancelhas. Por último, coloque a pedra para o chakra coronário diretamente sobre a cabeça. Se a pedra tiver uma ponta natural, essa deverá ser dirigida para a cabeça.

Tão logo cada pedra esteja no seu lugar, deixe os braços caídos naturalmente ao lado do corpo, relaxando-os, feche os olhos e observe interiormente como as energias o penetram. As pedras preciosas agem por si mesmas. Não é necessário apoiar seu efeito por meio de visualizações, afirmações ou de algo semelhante. Livre-se de todas as suas expectativas e pensamentos e esteja confiante de que tudo o que agora lhe surgir na forma de experiências, imagens e sentimentos é certo e necessário para levá-lo à cura interior. Não analise nem julgue suas experiências durante a terapia das pedras preciosas. A força das pedras desperta o poder natural de autocura no seu interior, e essa força sabe como reconduzi-lo à perfeição. Confie nessa orientação e aceite o que acontece no seu interior em forma de reações de cura, de processos de purificação e de conscientização. Não afaste nem reprima nenhuma das suas impressões, mas também não as force. Seu intelecto limitado e crítico nada acrescentará à força da cura natural em ação no seu interior. Essa força encontra por si só o melhor caminho de expansão.

Se tiver a impressão de que um determinado chakra necessita de muita energia ou de uma purificação e harmonização especial, poderá apoiar o efeito da pedra preciosa correspondente por meio de cristais de rocha. Coloque alguns cristais em volta da pedra, de modo que as suas pontas fiquem voltadas para a mesma. Naturalmente, também poderá enviar energias a vários chakras simultaneamente com esse tipo de reforço.

Uma outra intensificação é possível segurando-se duas pontas de cristais de rocha nas mãos, envolvendo, desse modo, também os chakras das mãos na terapia das pedras preciosas. O cristal da mão direita deverá ficar com a ponta voltada para fora, e o cristal da mão esquerda deverá apontar na direção do braço.

Dessa maneira, cria-se uma circulação de energia constante – a mão direita irradia e a mão esquerda absorve.

Uma experiência maravilhosamente profunda e intensa poderá ser criada ao se juntar pelo menos seis pontas de cristais de rocha e alguns bastões de turmalina preta às pedras preciosas. As turmalinas pretas agem como pára-raios das energias negativas. Coloque os cristais de rocha com as pontas voltadas para o corpo ao redor do mesmo – o primeiro, cerca de 10 cm acima da cabeça, um ou dois sob os pés, e os restantes à direita e esquerda do corpo. Coloque então os bastões de turmalina entre as pontas dos cristais de rocha. Se não tiverem ponta, eles deverão ficar voltados para longe do corpo.

Agora você está rodeado por um círculo de luz brilhante de cristais de rocha, e as vibrações negativas do meio ambiente são afastadas e ao mesmo tempo eliminadas da sua aura. Ficar deitado em meio a uma coroa de luz dessas, que protege, anima e purifica, é uma experiência maravilhosa e profundamente emocionante. Uma vez que pode ser muito intensa, você não deve utilizar essa forma de terapia com muita freqüência.

Uma outra possibilidade de tratamento por pedras preciosas consiste em utilizar somente cristais de rocha para todos os chakras. O cristal de rocha, com sua luz branca e pura, contém o potencial energético de todas as sete cores do espectro. Cada raio de cor corresponde a um chakra. Desse modo, o cristal de rocha é capaz de estimular todos os chakras e de harmonizar todo o sistema de energia.

Você poderá dispor os cristais de modo que apontem para o coração. Sobre o chakra do coração poderão ser colocadas duas pedras, uma com a ponta voltada para a cabeça e a outra para os pés. Dessa maneira, toda a energia fluirá para o centro do sistema dos chakras, em direção ao coração, de onde voltará a ser irradiada. Essa disposição é uma sugestão nossa. Poderá também empregar outros sistemas, caso o julgue conveniente, bem como utilizar cristais polidos ou lapidados.

O tratamento com as pedras preciosas não deverá prolongar-se por mais de 20 minutos. Por vezes, 5 minutos já são suficientes. Ao retirar as pedras do corpo, é bom permanecer por mais alguns minutos com os olhos fechados a fim de assimilar as experiências. Naturalmente, você também pode incluir as vibrações das pedras preciosas na sua vida diária, usando-as em forma de jóias ou levando-as na bolsa. Escolha também, nesse caso, uma ou mais pedras com cujas propriedades queira se ligar. Muitas vezes, essa pedra preciosa se transformará numa companhia constante. Nos lugares onde você costuma permanecer por mais tempo também poderão ser dispostas várias pedras preciosas.

Uma forma especial da utilização das pedras preciosas por meio de um projetor apropriado já foi descrita rapidamente no capítulo "Terapia das cores".

161

Além disso, o já citado pesquisador Joachim Roller desenvolveu, para cada chakra, um bálsamo especial de pedras preciosas, contendo o pó puro dessas pedras. Esse bálsamo é aplicado na região do chakra correspondente e tem um efeito terapêutico, estimulante e protetor.

Ao finalizar este capítulo, gostaríamos de lhe transmitir mais algumas instruções para o uso das pedras preciosas: o corpo exterior dessas pedras é conduzido por uma entidade interior e, sempre que você se abre com atenção carinhosa para uma entidade, abre-se também para as dádivas que ela tem a oferecer. Isso vale tanto para o ser humano como para os animais, para as plantas e as entidades do reino mineral. Por esse motivo, trate as pedras com amor e atenção, agradeça-lhes pelo serviço que prestam e guarde-as num lugar onde possam sempre renovar a alegria dos seus olhos e do seu coração.

Aromaterapia

Todas as plantas, animais e pessoas têm o seu odor próprio e inconfundível, mesmo que por vezes seja apenas percebido e distinguido por um nariz muito sensível. No odor, expressa-se a sua personalidade, suas propriedades específicas, bem como suas condições de saúde ou de doença. Odores sutis já têm sido associados, há muito tempo, com o bem-estar, com a harmonia e a vitalidade. Uma criança recém-nascida e sadia emite um odor bastante sutil e maravilhosamente doce, fazendo lembrar pêssegos maduros. Algo semelhante poderá ser constatado nas pessoas que purificaram o corpo através de repetidos jejuns, de alimentação sadia e de meditação.

Tão logo algum odor agradável atinja o nosso nariz, automaticamente inspiramos com força, enchemos os pulmões com esse ar perfumado e vivificante e sentimo-nos estimulados e animados. O cheiro fétido, pelo contrário, faz com que prendamos a respiração. Sentimos que algo doente e desagradável entra em nós, e que não favorece a vida. Aquilo que consideramos agradável ou desagradável, todavia, também depende da nossa evolução e do nosso modo de viver. Assim, a pessoa que fuma poderá considerar o "perfume" de um charuto ou cigarro como muito bom, mesmo que seja comprovadamente prejudicial à saúde.

Em épocas antigas, os lugares sagrados, os reis, os soberanos e os sacerdotes estavam sempre envolvidos por fragrâncias. As defumações, talvez a forma mais antiga da aromaterapia, eram usadas, por exemplo, para manter afastada a peste e outras doenças. Usavam-se essências aromáticas para dispersar os maus espíritos, para evocar os deuses e para harmonizar as pessoas com as esferas celestes. Os gregos, egípcios, babilônios, hindus e chineses, para citar apenas alguns povos, usavam as essências aromáticas para corrigir o desequilíbrio nas pessoas e para harmonizar as energias, para a cura e a prevenção de doenças, para limpeza e purificação, para estímulo e relaxamento.

Assim como outros métodos naturais de cura, também a aromaterapia está sendo redescoberta, nos tempos atuais, pela terapêutica naturalista.

As plantas, cuja essência possui cada uma a sua própria mensagem, aguardam a chance de servir o ser humano com suas cores, seus hormônios e aromas, contribuindo, desse modo, para mais harmonia, saúde e alegria de vida, bem como de uma maior consciência em tempos vindouros. Ao dirigir suas raízes para a terra, ao estender suas folhas e flores em direção à luz, as plantas recebem as energias do céu e da terra como alimento, deixando que disso se origine a beleza, a cor e o aroma que nos são transmitidos. Nas essências aromáticas as plantas preservam o seu ser mais íntimo na sua legítima pureza, para libertá-lo espontaneamente no momento certo. Sua alma perfumada une-se às forças da nossa alma e proporciona processos de transformação no nosso interior.

Talvez você já tenha presenciado a transformação da atmosfera de um recinto tão logo se espalhe o odor de um bastão de incenso ou de um candeeiro. Nesse "clima" alterado, sentimo-nos mais leves e livres, nossa mente fica mais clara e a nossa percepção torna-se mais aguçada. É como se a substância fina, leve e etérica da nossa alma nos fizesse lembrar que ela também possui asas, que a indolência e a escuridão de problemas aflitivos não fazem parte do seu verdadeiro ser, que é livre e que se pode elevar para além dos limites do espaço e do tempo. Assim, sob a influência das essências aromáticas, podemos realmente deixar para trás certas experiências, ou seja, considerá-las com mais objetividade e, com isso, vê-las na sua verdadeira perspectiva. O leve e jovial sentimento de alegria poderá residir no nosso interior, e nossa percepção se abre para as dimensões incomuns de uma bela vida e para uma noção de tempo ampliada.

Novas pesquisas demonstram que os odores libertam as mais fortes sensações, e que as essências aromáticas agem diretamente sobre a nossa constituição física.

Nenhum outro sentido está tão fortemente ligado às informações armazenadas no subconsciente do que o olfato. Certamente você também conhece o fenômeno em que recordações de há muito esquecidas ressurgem, com imagens, sentimentos e a atmosfera inteira de um momento do passado, como se estivessem vivos diante de você, ao se deparar com um odor que acompanhava esse evento anterior. Via de regra, trata-se de experiências boas que são recordadas dessa maneira. Assim, essas substâncias sutis agem sobre uma esfera bastante profunda e primitiva do nosso ser, num âmbito que ainda está situado além dos

163

nossos bloqueios e experiências não vividas, num lugar da alma em que estamos próximos do Ser puro, como nos momentos de alegria espontânea da vida que são recordados, com freqüência, por meio dos odores. Os óleos aromáticos têm a propriedade de nos levar a esses níveis de bem-estar e, com isso, dissolver os bloqueios que estão no nosso caminho.

As forças sutis e etéricas da alma das plantas tocam o corpo energético sutil do homem, no qual também se encontram os chakras, e surtem ali o seu efeito terapêutico e harmonizador.

Para a aromaterapia dos chakras deverão ser empregadas, naturalmente, apenas as essências puras das plantas. A todos os perfumes artificiais falta a força viva da planta, bem como a variedade complexa e entrelaçada das substâncias ativas, que só pode ser encontrada no jardim da Mãe-Natureza. Esse mundo da força natural das fragrâncias fica fechado ao consumidor de perfumes modernos e sintéticos.

Visto que as essências são substâncias naturais e orgânicas, seu efeito está em concordância com as necessidades do corpo e da alma. Desse modo, têm com freqüência um efeito normalizador, isto é, têm a tendência de proporcionar um estado geral sadio e harmonioso.

Os odores querem, antes de tudo, ser sentidos. Só assim podem desdobrar sua eficácia da melhor maneira possível. Todavia, aparentemente, eles não são apenas transmitidos pelas moléculas odoríferas inaladas. Além disso, emitem vibrações que exercem influência direta, sem a participação do nariz. Assim, observou-se, por exemplo, como um tipo de borboleta atraía dúzias de machos de sua espécie, a vários quilômetros de distância, se bem que os machos voassem contra o vento e o odor não tivesse como alcançá-los. Esse fenômeno das vibrações poderá esclarecer, entre outros, o motivo de as substâncias odoríferas também agirem através da pele.

Na ativação dos chakras por meio de óleos etéricos são utilizadas as duas formas de transmissão. Use uma essência diferente para cada chakra. O efeito dos diversos óleos e sua coordenação com os chakras poderão ser vistos nos capítulos dedicados a cada chakra. Gostaríamos que essa listagem fôsse entendida como uma recomendação e não como uma correlação rígida. Assim, todos os óleos de flores de aroma doce, por exemplo, têm um efeito harmonizador sobre o chakra do sacro, mesmo quando aqui também recomendamos, em parte, sua aplicação em outros chakras. O óleo de lavanda presta-se, adicionalmente, para acalmar o chakra do terceiro olho, enquanto o rosmaninho também age de modo estimulante sobre o chakra da raiz, etc. Na sua seleção, siga a sua intuição e o seu olfato, além das nossas recomendações.

A aromaterapia presta-se sobremaneira para uma combinação com a visualização das cores, com as diversas formas da terapia dos sons, bem como da terapia das pedras preciosas. Contudo, sua melhor complementação é encontrada na terapia da respiração, descrita mais adiante. Nesse caso, a respiração serve como intermediária no intercâmbio de energias entre as essências e os chakras, e você inala profundamente os óleos e suas vibrações.

Use os óleos etéricos numa solução de 10% em óleo vegetal (óleo de jojoba, de amêndoa, de sésamo, etc.), quando quiser usá-los diretamente sobre a pele, ou pingue duas gotas da essência pura num chumaço de algodão, que é colocado sobre o chakra correspondente. O melhor seria manter ao alcance da mão todos os chumaços de algodão já prontos para serem usados. Comece também neste caso pelo chakra da raiz. Ao passar de um chakra para outro, espere alguns minutos antes de aplicar nova essência. Caso você opte por usar uma das outras formas de terapia, sem combinação com a aromaterapia, poderá usar como fundo odorante varetas de incenso ou a fragrância de um candeeiro. Escolha para isso um perfume ao seu gosto.

Agora, deixe-se seduzir, elevar-se a novas esferas de experiência por esses aromas.

Formas de Ioga

Quando no Ocidente ouvimos a palavra ioga pensamos, na maioria das vezes, em exercícios corporais bastante complicados. Esses, todavia, representam apenas "uma" das formas de ioga. O verdadeiro significado da ioga vai muito além disso. A palavra ioga significa, traduzida literalmente, "julgo", no sentido do atrelamento ao divino, com o objetivo de unificação. Qualquer caminho que leve a essa união pode ser designado como ioga, e esse caminho pode ser trilhado a partir dos mais diversos níveis. Assim também a maioria das formas de meditação se inclui nesse conceito.

Nos capítulos dedicados aos chakras apresentamos cada centro de energia com suas formas correspondentes de ioga. Elas animam sobremaneira o respectivo chakra e estabelecem aqui o seu ponto inicial para o objetivo da unificação, comum a todas as formas de ioga.

Se quiser praticar uma das formas de ioga, a meditação, por exemplo, nossas correlações poderão ser úteis na escolha do método apropriado. Todavia, não é possível abordar, dentro do esquema deste livro, as várias formas de ioga. Além do mais, muitos dos tipos de ioga devem ser aprendidos com um professor qualificado, para se obter os melhores resultados. Contudo, todos os tipos de ioga representam um potencial eficiente para apoiar a purificação e a harmonização de todo o sistema de chakras.

A Respiração dos Chakras

Talvez você já tenha se conscientizado em alguma ocasião de que, através da sua respiração, você está ligado a tudo o que o envolve. Todas as pessoas, animais e plantas respiram, em última análise, o mesmo ar, e você inala aquilo que eles exalam, e vice-versa. Mas não é somente para fora que o ar nos liga com tudo, pois também no nosso interior ele estabelece um contato, um intercâmbio permanente. Até na menor célula penetram partes da nossa respiração, suprindo o nosso corpo com força vital.

Do sânscrito conhecemos a palavra "Prana", reproduzida na nossa linguagem como respiração, alento vital ou também como energia cósmica ou universal. Essas diversas traduções descrevem os diferentes níveis do ar que respiramos. Realmente, estamos ligados, através da respiração, com aquela força vital energética que a tudo penetra e sem a qual, no final das contas, não poderia haver a Criação na forma por nós conhecida. Aqui tomamos consciência das dimensões da nossa respiração, que representa algo tão universalmente grande, embora tão comum.

Assim, não é mais surpreendente que quase todas as tradições espirituais altamente desenvolvidas dediquem à respiração um lugar de destaque e tenham desenvolvido técnicas respiratórias especiais destinadas à maior conscientização. Nas culturas orientais, a respiração sempre foi algo mais do que um simples "tomar fôlego". Se bem que, aparentemente, em todo o mundo se trate basicamente do mesmo ar que as pessoas inalam, a consciência com que se inala esse ar é um fator bastante decisivo. A respiração consciente e efetuada de modo apropriado aumenta consideravelmente o efeito curador e harmonizador da energia vital contida no ar, e podemos até afirmar que, através da nossa consciência, podemos captar e utilizar, do ar que respiramos, freqüências energéticas bastante especiais. Assim, desenvolveram-se técnicas respiratórias bastante específicas, levadas ao máximo de sensibilidade e tidas em alto conceito por quase todos os círculos terapêuticos e espirituais.

Ao dirigir a consciência para a nossa respiração, podemos dar origem a muita coisa positiva. Também a influência dos chakras através da respiração é tradicional; assim, é compreensível que também nessa esfera tenham sido desenvolvidas diversas técnicas especiais. Desejamos descrever aqui um método de respiração dos chakras simples e prático, embora altamente eficiente, e que cada um pode praticar em casa.

Para isso, sentamo-nos numa posição confortável, com as costas tão eretas quanto possível, ou deitamo-nos de costas. Depois de alguns momentos de silêncio, inalamos e exalamos o ar calma e uniformemente de preferência pelo nariz. Em seguida, imaginamos estar inalando e exalando o ar através dos nossos chakras. Nesse sentido, começamos pelo chakra da raiz, dirigindo nossa atenção ao mesmo, e imaginamos que estamos inalando e exalando o ar através desse chakra, de modo suave e lento. Deixamos que o Prana vivificante penetre em nós calmamente através dos chakras e deixamo-lo sair com a mesma tranqüilidade. Esse exercício leva cerca de 3 a 5 minutos; depois seguimos para o próximo centro, o chakra do sacro, e efetuamos o mesmo tipo de respiração. Assim, prosseguimos com essa respiração dos chakras, passando a cada 3 a 5 minutos para um novo chakra, até atingir o chakra coronário. O importante nisso tudo é que a nossa consciência permaneça sempre no local do evento, isto é, no chakra que está sendo ativado.

Quase todas as pessoas que fizeram esse exercício apenas uma vez se sentem, depois disso, bastante energizadas e ao mesmo tempo harmonizadas e equilibradas. Algumas chegaram a ficar profundamente impressionadas com o convincente efeito desse simples exercício, e com freqüência ouvimos comentários como: "Sinto-me como se tivesse renascido", "Sou uma nova pessoa", ou "Sinto-me realmente mais jovem". Alguns praticantes tiveram a sensação de, finalmente, terem encontrado o seu centro; outros sentiram-se simplesmente bastante calmos e relaxados.

É realmente maravilhoso o que um exercício tão simples pode proporcionar! Chegamos aqui verdadeiramente a uma fonte de alegria, de paz, de força e de amor. Essa é uma terapia bastante eficaz especialmente para pessoas deprimidas e para aquelas que se sentem sem energia e vazias. Através da respiração dos chakras, dotamos o nosso sistema energético com novas forças.

Uma outra possibilidade é oferecida pela combinação da respiração dos chakras com a vibração das pedras preciosas, dos aromas, dos sons e das cores. Nisso você utiliza esses meios conforme foi descrito nos capítulos correspondentes deste livro, porém renova suas energias em conjunto com a respiração dos chakras. Também isso é sobremaneira eficiente.

Existe ainda a possibilidade da respiração dinâmica dos chakras. Neste caso, as inalações e exalações não são feitas com suavidade, mas com força e

168

rapidamente, através dos chakras, com a ajuda da imaginação. Essa técnica de respiração também é conhecida como "Respiração dos chakras" (Chakra-Breathing), e tem muitos seguidores entusiasmados, sobretudo entre os alunos de Bhagwan Shree Rajneesh. Existe para a mesma uma instrução prática muito boa, numa fita cassete, que recomendamos para esse exercício dinâmico do "Chakra-Breathing", uma vez que não é fácil descrever esse método apenas com palavras. Contudo, podemos dizer: esse método de respiração sobremaneira poderoso desperta um "fogo" enorme no nosso interior. Todavia, trata-se também de um trabalho autêntico que é realizado nos chakras. Para alguns, esse tornou-se o caminho absoluto para a purificação e ativação dos mesmos, mas há os que não conseguiram ficar entusiasmados. Siga também aqui a sua voz interior, pois ela sempre lhe mostra o que é melhor para você.

Alguns de vocês já devem ter ouvido muito sobre o "Pranayama", ou já usaram técnicas correspondentes. A palavra "Pranayama" também provém do sânscrito e significa "domínio do Prana". Também nesses métodos de respiração os chakras são estimulados e equilibrados no seu potencial energético. As técnicas do Pranayama, todavia, deveriam ser aprendidas, o quanto possível, através de instrução pessoal.

Seja qual for o modo de nos conscientizarmos da nossa respiração, isso é algo que realmente vale a pena.

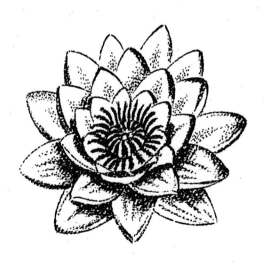

A Massagem nas Zonas de Reflexo dos Chakras

Para muitos de nós tornou-se um fato bastante conhecido que cada parte do corpo e cada órgão apresenta zonas de reflexo correspondentes. Talvez as zonas de reflexo mais conhecidas sejam os pés, nos quais o organismo inteiro é refletido em pequenas zonas. As zonas de reflexo estão em estreita ligação com os respectivos órgãos, e quando um dos órgãos está debilitado ou doente, o fato aparece na zona de reflexo correspondente dos pés. (Em complementação, queremos mencionar que existem sistemas de zonas de reflexo semelhantes nas mãos, no rosto, nas orelhas, nos olhos, no nariz, na cabeça e nas costas.) O esquema das zonas de reflexo dos pés, contudo, não é apenas o sistema mais conhecido e divulgado, mas também um dos mais simples, da mais clara articulação.

A tradicional terapia das zonas de reflexo dos pés consiste numa massagem especial de pontos de pressão nos pés. Entrementes, já existe um grande número de publicações e de quadros esquemáticos sobre o assunto, de modo que aqui não entraremos em detalhes.

A novidade para muitos interessados, em oposição a isso, é que cada um dos sete chakras tem sua "zona de conexão" própria nos pés, e que com isso estamos em condições de tratar terapeuticamente, através dos nossos pés, todos os chakras do corpo, com a maior eficiência.

Nós mesmos ficamos de início totalmente surpresos com essa possibilidade simples e, não obstante, sobremaneira eficiente de harmonização reflexiva dos chakras. Com alguns toques de mão dirigidos, pudemos atingir uma nítida transformação da situação energética dos chakras. O autotratamento também é possível, mas uma massagem correspondente efetuada por outra pessoa é mais eficiente e, sobretudo, mais agradável. O melhor seria, talvez, um tratamento mútuo, executado em seqüência.

O que nos faltava inicialmente era uma técnica de massagem adequada aos chakras, de modo que foi necessário repetir diversas técnicas com vários grupos de pessoas testando a respectiva eficiência. Nisso levamos em conta o fato de que Bodo dispõe de uma experiência de dez anos sobre as zonas de reflexo e, além disso, está familiarizado com quase todas as técnicas de massagem conhecidas, através de muitos anos de prática.

Depois de todas as experiências, uma forma de massagem leve e suave, de movimentos circulares, sobre as respectivas zonas dos chakras, demonstrou ser a mais eficiente. Em contraste com a conhecida terapia das zonas de reflexo, aqui também uma terapia auxiliar, por exemplo, a massagem com um creme suave é bastante apropriada.

Começamos com a zona de reflexo do primeiro chakra, para o que é suficiente uma massagem de 2 a 3 minutos em cada zona de reflexo. É preciso ter em mente que na terapia dos chakras não trabalhamos tanto no "material", mas mais no âmbito energético. Por esse motivo, o uso da

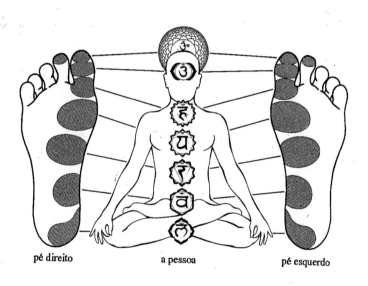

pé direito　　　　　　a pessoa　　　　　　pé esquerdo

força física comumente utilizada na terapia das zonas de reflexo não é necessário. Mesmo assim, mantemos um ligeiro contato no tratamento das zonas de reflexo e exercemos uma pressão suave. A posição inicial mais favorável é obtida quando o paciente estica os pés na direção do operador; o paciente deve ficar sentado ou, melhor ainda, deitado. O operador senta-se perto dos pés do paciente, de modo a poder tocá-los sem esforço. Os melhores resultados foram colhidos por nós quando massageávamos suavemente, e em forma de círculos, uma zona chákrica do peito do pé com uma das mãos e, com a outra, a mesma zona chákrica da sola do pé. Nisso pode-se trabalhar com um, dois ou três dedos, ou seja, como parece ser apropriado na zona correspondente.

Contudo, não queremos aqui prendê-lo a um esquema rígido de tratamento. O que é realmente importante é que o operador esteja em condições de massagear suavemente e em círculos, e durante 2 a 3 minutos, as diversas zonas chákricas dos pés e, se possível, tratar o lado superior e

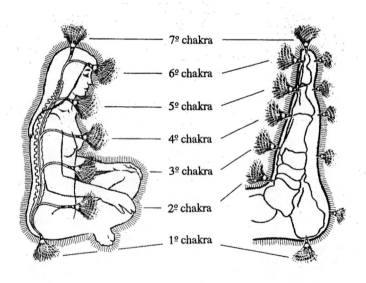

A posição das zonas de reflexo dos chakras nos pés em relação ao corpo: "Assim no alto como em baixo."

o inferior do pé simultaneamente. O chakra que foi massageado no pé direito também é massageado a seguir no pé esquerdo, uma vez que as zonas de reflexo abrangem os dois pés. Desse modo, todas as sete zonas de reflexo dos chakras são trabalhadas sucessivamente. Os dedos deverão ser sempre movimentados do modo mais confortável e adequado para o operador. Sua atenção deve estar sempre voltada para o chakra sob tratamento. O paciente deve permanecer o quanto possível num estado de "calma abnegada", ou também concentrar sua mente no chakra que está sendo massageado.

Nos nossos grupos experimentais verificamos repetidamente que essa terapia é deveras eficiente quando massageamos as diversas zonas de reflexo dos chakras no mesmo sentido circular em que gira o chakra; isto é, no homem, o primeiro chakra gira para a direita, o segundo para a esquerda e o terceiro novamente para a direita, etc. Ao contrário, o primeiro chakra da mulher gira para a esquerda, o segundo para a direita, o terceiro novamente para a esquerda, etc. (A direção de rotação das energias dos chakras foi descrita com detalhes no capítulo intitulado "Tarefa e Função dos Chakras".) Aparentemente, isso estimula e equilibra o fluxo de energia natural da melhor maneira possível. Durante ou logo depois do tratamento ocorrem, em alguns casos, certas reações de cura, que já conhecemos de outras formas de terapias naturais, como por exemplo sinais leves de desintoxicação do corpo. Não devemos considerar isso como uma nova indisposição. Algumas vezes experimentamos também uma liberação de emoções, que pode se expressar na forma de choro ou de riso, por exemplo. Também essas reações não devem ser reprimidas, pois representam igualmente uma regularização proficiente do próprio organismo.

Depois do tratamento dos chakras, o paciente deve ficar, possivelmente, durante mais algum tempo em repouso. Pode ser deveras interessante, nessa pausa, tomar conhecimento do que se passa no corpo: Algo teria se modificado? Como me sinto agora? Sinto-me equilibrado?

De acordo com a nossa experiência, essa forma de terapia deveria ser aplicada, inicialmente, de dois em dois dias, e uma série de pelo menos sete tratamentos seria aconselhável. Naturalmente, essa massagem nas zonas de reflexo dos chakras pode ser combinada com qualquer outro método descrito neste livro, particularmente com a terapia das pedras preciosas, a terapia das cores, a aromaterapia e os sons correspondentes. Também nas crianças e nos bebês a terapia das zonas de reflexo dos chakras é bastante eficiente e apropriada. O caráter desse tratamento foi considerado por muitos participantes dos nossos grupos de testes mais como um brincadeira, mas o efeito acentuado sempre renovou a surpresa. Nossa colega Marianne Uhl publicou um livro especialmente sobre o tema, sob o título *Chakra-energiemassage* [Massagem energética dos chakras].* Desejamos muito recomendar esse livro, mesmo discordando de alguns pontos da sua apresentação. Para nós, a experiência própria sempre foi muito importante, e a aceitação irrestrita de um método nunca nos satisfez.

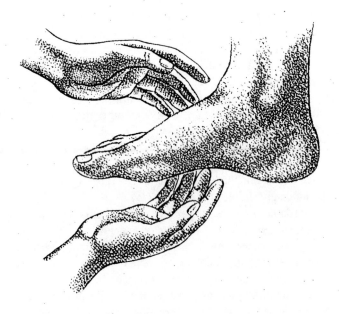

* *Chakra-energiemassage*, de Marianne Uhl, Editora Windpferd, Durach 1988. Nova publicação: *Chakra-Orgel* [O órgão do chakra] (Jogo), de Marianne Uhl, Editora Windpferd, Durach 1989.

Exercícios Físicos para a Libertação de Bloqueios de Energia

Os três exercícios seguintes de contração, altamente eficientes para a liberação de energias bloqueadas dos chakras, aprendemos há tempos com Keith Sherwood, a quem aqui queremos agradecer. Keith Sherwood mantém ótimos seminários para o ulterior desenvolvimento, a harmonização e a cura das pessoas. Ele se reportou, nesses exercícios, à antiga sabedoria da tradição ioga. Os efeitos dos exercícios descritos a seguir são imediatos, beneficiando e harmonizando todo o organismo. A melhor forma de fazê-los é deitado no chão ou sentado com as costas o quanto possível eretas, na posição de lótus ou apoiando-se nos calcanhares. Fechamos os olhos e procuramos entrar num estado de calma. Nossa respiração é tranqüila e relaxada. Alguns praticantes começam uma lenta contagem regressiva, de dez até zero, depois do que entram num estado de relaxamento cada vez mais profundo.

1º exercício: A contração do chakra da raiz

Respiramos calmamente e tentamos então contrair ao máximo o abdômen na parte inferior da bacia. Inicialmente, contraímos o esfíncter do ânus, retraindo-o como se quiséssemos impedir o esvaziamento do intestino. Em seguida, contraímos os órgãos sexuais tão intensamente quanto possível. Para finalizar, tentamos ainda retrair o abdômen na região do umbigo, em direção à coluna vertebral. Esse último passo do exercício firma as duas contrações anteriores, pois com isso o intestino grosso e os órgãos sexuais são puxados para cima, na parte posterior do corpo.

Conseguimos agora um estado de contração máxima do abdômen e tentamos mantê-lo por alguns segundos, para então relaxar totalmente e voltar à nossa situação inicial. Depois de uma curta pausa, repetimos o exercício com seus três passos e mantemos a contração em toda a região da bacia por alguns segundos, passando em seguida para a descontração e o relaxamento.

Agora, repetimos o mesmo exercício pela terceira vez. Depois disso, permitimo-nos alguns minutos de repouso, permanecendo com a consciência na parte do corpo que estamos exercitando. Esse exercício de contração dissolve, sobretudo, os bloqueios no primeiro e segundo chakras e estimula a energia Kundalini. A sensação de calor ou de energia que surge é perfeitamente normal e gratificante.

2º exercício: A contração do diafragma

(O diafragma consiste em músculos e tendões que separam a cavidade abdominal da cavidade torácica.) Ainda nos encontramos no estado relaxado de calma e serenidade interior. A respiração é calma e uniforme. Ao exalar, tentamos contrair o diafragma para cima, de modo que se eleve na direção do tórax. Com isso os órgãos do epigastro são simultaneamente comprimidos para trás, na direção da coluna vertebral. Também tentamos manter essa contração vigorosa por alguns segundos. Depois disso, relaxamos por uns instantes, descontraindo-nos totalmente, e repetimos o exercício mais duas vezes. Na pausa que se segue permanecemos novamente com a atenção voltada para o local do exercício. Via de regra, sentimos ali um formigamento, mais ou menos intenso, ou uma vibração; algumas pessoas sentem um ligeiro calor ou até um forte aquecimento. Essa reação é causada pela energização do chakra do plexo solar. Nisso uma parte da energia liberada sobe para o chakra do coração, que também é ativado através desse exercício. Nasce assim um sentimento de profunda satisfação interior. Ficamos totalmente relaxados e somos testemunhas do acontecimento.

Depois de alguns minutos de calma profunda, passamos para o terceiro exercício.

3º exercício: A contração do pescoço

Nesse exercício, inalamos pelo nariz e tentamos, a partir do nosso estado de relaxamento, encolher simultaneamente o pescoço e o queixo na direção ao corpo, isto é, forçando-os para baixo. Ao mesmo tempo, levantamos os ombros, de modo que o pescoço fique cada vez mais enterrado nos ombros. Essa posição também é mantida por alguns segundos enquanto nos concentramos na nuca. Em seguida, descontraímo-nos outra vez totalmente, e esperamos pelo efeito do exercício. Depois de alguns segundos, repetimos o exercício e nos descontraímos mais uma vez. Repetimos tudo uma terceira vez, relaxando e descontraindo-nos outra vez por alguns segundos.

Esse terceiro exercício de contração dissolve as energias bloqueadas no chakra da garganta e limpa esse importante canal que liga a cabeça ao coração. Quando aqui o fluxo de energia está de novo livre, sentimos um forte ardor na nuca e na região dos ombros, acompanhado de um sentimento de força interior, de honestidade e de autoconfiança. As forças do Yin e do Yang são harmonizadas e equilibradas através desses exercícios.

Ao executar em seqüência os três exercícios de contração aqui descritos, você poderá constatar imediatamente uma nítida melhora no seu bem-estar geral. Mesmo assim, recomendamos que não exagere nesse exercício. Duas vezes por dia, de manhã e à noite, são suficientes no início.

Quem já dispõe de alguma experiência pode praticar o exercício de contração, na mesma seqüência, várias vezes seguidas. Aqui, todavia, devemos estar sempre atentos ao nosso bem-estar. Nunca devemos ultrapassar nossos limites naturais interiores, que nos mostram claramente quando é suficiente.

Para muitas pessoas, esses exercícios tornaram-se um ingrediente constante da vida, e assim também para nós, pois necessitamos apenas de alguns minutos para isso e o resultado é extraordinário. Contudo, não é o conhecimento que nos faz progredir, mas a prática diária desses exercícios sobremaneira eficazes.

Irradiação da Energia Vital Universal

O espaço que nos envolve está repleto de prana, de energia vital universal. Assim, seria uma conseqüência lógica aproveitar e usar essas forças primárias e sobremaneira eficazes do Cosmos de modo direto e controlado. No capítulo sobre a respiração dos chakras já indicamos uma das possibilidades. Contudo, existem ainda outros métodos, bastante interessantes e eficientes, de usar essas energias cósmicas na eliminação de bloqueios e para o desenvolvimento integral. Um desses métodos é o *Reiki*.

Esse método terapêutico de ação integral foi (re-)descoberto por volta da metade do século XIX pelo japonês dr. Mikao Usui que, na qualidade de monge cristão, viajou por muitos países do Oriente e do Ocidente. Reiki significa "energia vital universal" e constitui uma possibilidade de terapia através da qual essa força original, em ação no universo, é transmitida diretamente ao ser humano. O operador serve aqui apenas como uma espécie de catalisador ou como um canal de passagem. A energia cósmica flui através das mãos do operador até o paciente, sem que para isso precise dispor das suas próprias energias. O Reiki é hoje em dia um dos métodos de terapia natural mais amplamente difundidos. Há alguns anos publicamos a esse respeito o livro *Reiki – universale Lebensebergis zur ganzheitlichen Selbstheilung, Patientenbehandlung und Fernleitung von Koerper, Gesit und Seele* [Reiki – energia vital universal e controle à distância do corpo, espírito e alma], que, aliás, já foi traduzido para várias línguas e reeditado numerosas vezes. O Reiki se impõe tão intensamente por ser facilmente praticado e, mesmo assim, ser eficiente. Você pode aprender esse método em dois cursos de fim de semana. Num seminário desses, a faculdade de canalizar a energia vital universal é transferida diretamente do professor para o aluno. Isso ocorre através de uma iniciação na qual os canais de cura que existem em cada ser humano, em sua maioria obstruídos, são abertos.

O Reiki é praticado facilmente até pelas crianças depois de um devido ajuste, e exige poucos conhecimentos especiais. Essa energia é dotada de uma "inteligência própria". Isso significa que ela flui automaticamente para o lugar onde é necessitada, e sempre na dosagem correta.

Atualmente o Reiki é praticado no mundo inteiro por milhares de pessoas, tanto por leigos como por terapeutas e médicos. Tão logo a energia do Reiki comece a fluir das suas mãos, você terá uma ótima oportunidade de harmonizar por longo tempo os seus chakras ou os de outras pessoas.

Uma vez que os canais de cura, através dos quais flui a energia Reiki, fazem parte da natureza de cada pessoa, essa energia pode fluir, em escala menor, através de qualquer pessoa que tenha começado a se abrir para as energias mais elevadas, e pode ser transmitida através das mãos. Quando sentir que suas mãos transmitem, sem nenhum preparo inicial, uma certa calma ou relaxamento durante a sua imposição, o que se segue deve interessá-lo bastante.

A aplicação prática do Reiki nos chakras é bastante simples: colocamos as mãos suavemente sobre os diversos centros de energia e deixamos que a energia Reiki nos penetre com sua força harmonizadora e curadora.

Cada um dos sete chakras mantém um estreito intercâmbio com outro chakra. Uma vez que a energia Reiki flui simultaneamente através das mãos, não só é possível suprir os chakras com energia vital, mas também, ao mesmo

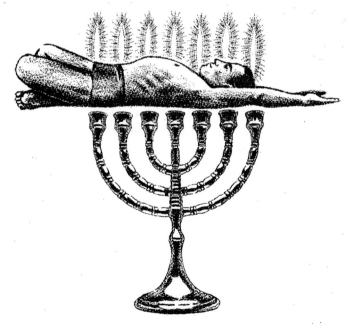

"Castiçal de Chakras" de sete braços.

tempo, equilibrar os centros energéticos correspondentes, na medida em que cada mão é colocada sobre um dos chakras.

Uma figura simbólica bastante bonita, representando a interdependência dos diversos chakras de um modo bastante evidente é o castiçal de sete braços, um objeto cultural da antiga tradição judaica, de profundo significado simbólico. Na nossa figura, as chamas representam ao mesmo tempo os chakras. Como é fácil de se ver, a chama do meio (o chakra do coração) mantém contato com todas as outras chamas ou chakras. O chakra do coração tem, por assim dizer, uma função central de intermediação. Muitas tradições antigas dedicavam a esse centro de energia uma atenção especial, e também nós deveríamos usá-lo, o quanto possível, em todas as terapias. Sabemos de muitos praticantes do Reiki que à noite, na cama, colocam as duas mãos sobre o chakra do coração e que freqüentemente também adormecem nessa posição. Esta é uma das melhores aplicações do Reiki para o desenvolvimento das qualidades do coração.

Por meio das figuras anteriores você pode reconhecer facilmente os chakras que mantêm entre si uma ligação mais estreita:

o chakra da raiz com o chakra coronário;
o chakra do sacro com o chakra da testa ou frontal;
o chakra do plexo solar com o chakra da garganta.

Para equilibrar os chakras, coloque simultaneamente as mãos sobre dois desses centros de energia interligados, por exemplo: uma mão sobre o chakra da raiz e a outra sobre o chakra da coroa; uma mão sobre o chakra do sacro e a outra sobre o chakra frontal; uma mão sobre o chakra do plexo solar e a outra sobre o chakra da garganta. Depois disso, você pode deixar que a energia Reiki se infiltre no chakra do coração, colocando as duas mãos sobre o mesmo. Cada uma das mãos permanece por cerca de 3 a 5 minutos sobre os chakras. É maravilhoso verificar como se realiza a compensação energética entre os chakras.

Poderá também ser interessante verificar quais os chakras que necessitam de nova carga de energia vital no caso de certas indisposições ou doenças. Demonstramos, nos capítulos dedicados aos chakras, quais os chakras que estão relacionados com os diversos órgãos. Quando nós ou o nosso paciente sofre de distúrbios hepáticos, por exemplo, podemos averiguar, por meio do quadro, que o fígado está ligado energeticamente ao chakra do plexo solar. Conseqüentemente, trataríamos o chakra do plexo solar no caso de uma doença do fígado e, ao mesmo tempo, transmitiríamos o Reiki ao próprio fígado com a outra mão. Uma outra possibilidade consiste em tratar também o chakra que se encontra numa situação de intercâmbio bastante estreito com o centro energético afetado (veja o castiçal de sete braços), equilibrando os dois chakras energeticamente com a energia Reiki. Como vimos, o chakra do coração, como ponto central do sistema dos chakras, está ligado a todos os outros centros de energia, e também por esse motivo recomendamos sempre manter certo equilíbrio com o chakra do coração.

Como essas sugestões interessam principalmente aos praticantes do Reiki, damos este assunto por terminado. Contudo, apesar das poucas páginas dedicadas a esse tema, o leitor já tem uma pequena noção do modo de ação do Reiki. Gostaríamos de recomendar muito essa forma de terapia a todas as pessoas que procuram um método simples e eficiente de conseguir uma saúde integral e a harmonia interior.

Além disso, existem vários tipos de meios auxiliares utilizados por alguns terapeutas para aproveitar as energias cósmicas. No nosso meio cultural, muitas pessoas confiam mais em aparelhos técnicos do que nas possibilidades naturais à nossa disposição. O uso de modelos de pirâmides e do acumulador orgônico tem sido difundido consideravelmente.

Devido à forma de construção especial das pirâmides, as forças cósmicas são captadas e irradiadas de modo semelhante ao que acontece com o Reiki. Os pequenos modelos de pirâmides podem ser colocados, por exemplo, sobre o corpo, para conduzir as energias a determinadas regiões do corpo. Para esse tipo de uso são construídos e oferecidos vários modelos diferentes, de diversos materiais e que correspondem às medidas da pirâmide de Quéops, em Gizeh, que tem um ângulo de inclinação de 51°. Na sua utilização, atente para que um dos cantos da pirâmide fique exatamente na direção do eixo norte-sul, pois somente assim você conseguirá o máximo efeito.

Nós mesmos já realizamos experimentos com pirâmides de madeira, ferro fundido, mármore, prata, cobre, cerâmica, alumínio, papelão, *plexiglass*, vidro e também de pedras preciosas legítimas, com modelos dos mais variados tamanhos. Nossa simpatia especial sempre se voltou para as pirâmides lapidadas de cristal de rocha, de quartzo rosa e de ametista, pois elas possibilitam simultaneamente a combinação com a terapia das pedras preciosas. Basicamente, essas pirâmides são colocadas no lugar do corpo onde devem produzir efeito, e por 5 a 10 minutos de cada vez. Os chakras reagem realmente de modo bastante positivo à energia enfeixada das pirâmides. Também nessa aplicação é vantajoso dirigir sempre a nossa consciência ao lugar tratado.

Uma descoberta interessante com relação às energias das pirâmides e que só recentemente foi feita, foi publicada pelo pesquisador de pirâmides Manfred Keppeler no seu livro *Die Glueckspyramide* [A pirâmide da sorte]. Ele constatou, através de longas investigações e cálculos, que as medidas de Quéops comumente usadas oferecem as melhores condições para o Egito, mas não para as nossas latitudes. Através de vários exemplos, ele estabeleceu um ângulo apropriado para os países europeus, um pouco mais vertical do que o conhecido padrão de Quéops. O ângulo de inclinação nesses modelos de pirâmides é de 65°. Através disso, pretende-se que o potencial de energia seja aumentado em muitas vezes (veja a Bibliografia).

Não pretendemos expor aqui em detalhes o uso do acumulador orgônico encontrado em muitas clínicas de terapia natural, mas mesmo assim essa possibilidade também deve ser mencionada. Trata-se de uma descoberta do psicanalista e pesquisador Wilhelm Reich (1897-1957). Ele tentou comprovar, através de prolongados estudos, a descoberta do barão von Reichenbach (1788-1869), ou seja, levá-la à aplicação prática. O acumulador orgônico é parecido externamente com um armário, mas suas paredes são constituídas de numerosas camadas de materiais diferentes montadas umas sobre as outras de acordo com prescrições exatas. Nessa caixa, as energias cósmicas são juntadas em feixes que podem ser empregados para fins terapêuticos. Geralmente o paciente permanece sentado por alguns minutos nessa caixa, a fim de se carregar energeticamente. Ocorre também uma energização dos chakras. Um outro método consiste em carregar com energia, no acumulador orgônico, certas substâncias ou objetos de transmissão, como por exemplo alguns pedacinhos de algodão, e colocá-los sobre os chakras, fixando-os com esparadrapo. Esse método oferece um efeito surpreendentemente bom, como já pudemos verificar inúmeras vezes através do já descrito teste cinesiológico do braço (veja a Bibliografia).

Caso um dos métodos aqui descritos seja do seu agrado, experimente-o e deixe-se surpreender pelo seu efeito.

Uma Viagem Fantástica Através dos Chakras

A seguinte viagem fantástica também pode ser considerada como uma meditação dirigida, na qual se abre uma porta que dá acesso a imagens e experiências íntimas. Gravamos o respectivo texto numa fita, acompanhado de música apropriada, especialmente composta para esse fim (Windpferd, Durach 1990). Você também pode gravá-lo por conta própria numa fita, ou deixar que algum parceiro ou amigo o leia para você. O texto deverá ser lido lentamente, com curtas pausas entre as respectivas sentenças, e com intervalos mais prolongados nos lugares assinalados com reticências. É bom também fazer essa viagem em grupo e, posteriormente, trocar idéias sobre as experiências.

O texto é composto de forma que se possa extrair separadamente as passagens relacionadas com cada chakra, quando se quiser trabalhar prioritariamente num determinado centro de energia. Nesse caso, contudo, o controle da respiração e a atenção aos acordes finais sempre deverão fazer parte dessa viagem de fantasia.

Uma fina fragrância do candeeiro ou de uma vareta de incenso pode, assim como as vibrações das pedras preciosas, agir de modo benéfico. Caso você não use a fita gravada, uma música suave de fundo poderá tornar a experiência mais profunda.

Cuide para que durante toda a meditação você não seja perturbado. O recinto deverá ser agradavelmente aquecido; para isso, mantenha à mão um cobertor. Deite-se então confortavelmente e fique atento para não cruzar as pernas durante toda a viagem fantástica, pois de outro modo o livre fluxo das energias será dificultado. (A exceção a essa regra só é adquirida na posição de lótus.)

A meditação proporcionará uma suave abertura e animação dos seus chakras. Nisso poderão ocorrer reações de cura, energias estancadas poderão se desprender e sentimentos ou sensações reprimidas poderão surgir na sua consciência. Aceite o que está acontecendo, sem recusar nada. Entregue-se confiante à força curadora natural que existe no seu interior. Você mesmo não precisa fazer nada durante essa viagem de fantasia. Siga apenas as palavras que ouvir. Não se esforce em conceber, com demasiada nitidez, as imagens e sentimentos que surgirem. Não tente também interpretar o texto intelectualmente, pois as palavras agem num outro plano do seu ser. Deixe simplesmente que todas as idéias, pensamentos e sensações brotem no seu interior, pois se unirão por si mesmas com as palavras. Tenha sempre presente essa postura interior cada vez que fizer essa viagem.

Feche agora os olhos e observe a sua respiração por algum tempo. Note simplesmente como ela vem e vai, sem querer influenciá-la. Cada respiração deixa-o mais relaxado, e você se aprofunda cada vez mais num estado de confortável serenidade e de paz interior...

• Concentre sua atenção agora no primeiro centro de energia, que se abre para baixo, entre o ânus e os órgãos genitais. Permaneça assim, sem nenhuma intenção ou expectativa. Sua atenção ocasiona uma suave animação do chakra da raiz. Sinta como ele começa a circular, lenta e constantemente. Uma energia morna e latejante flui do mesmo. Deixe que se acenda no seu interior, aos poucos, uma luz clara e intensamente vermelha. Em forma de fluxos rítmicos, o seu primeiro chakra aprofunda cada vez mais sua energia no seu corpo. Através do sangue, essa energia é levada a todas as células, enchendo-as com um calor brando e com força vital primária. Você se entrega totalmente, no seu interior, a esse fluxo pulsante de força.

Sinta agora como o chakra da raiz se abre cada vez mais, deixando penetrar em seu corpo a fresca energia da Terra. Sinta essa energia até a sua origem, cada vez mais no interior da Terra, até o centro, que brilha com a mesma luz vermelha intensa do seu primeiro chakra. Um fluxo constante de energia é irradiado pelo núcleo do nosso planeta-mãe, atravessando as diversas camadas da Terra até chegar ao seu chakra da raiz. Você experimenta a energia oculta que reside no interior da Terra...

Seu corpo foi formado dessa energia da Terra; ela o suporta e mantém. Trata-se da mesma energia que formou as paisagens da nossa Terra, o corpo das plantas, dos animais e dos homens. Assim você também está intimamente ligado à Terra e às suas criaturas. A força viva que existe nelas também pulsa em você. Protegido pela circulação da Terra viva, você se entrega inteiramente às suas energias protetoras, nutritivas e curadoras...

Ao voltar dessa viagem interior, você permanece ligado à fonte inesgotável de energia vital que o penetra incessantemente através do seu chakra da raiz. Você fica calmo e sereno, pleno de gratidão e de amor por esse maravilhoso planeta que é o seu lar.

• Enquanto a força latejante da Terra continua fluindo em seu interior, concentre agora sua atenção no segundo centro de energia, que se abre para frente na largura de uma mão abaixo do umbigo. Simplesmente perceba essa região, sem expectativas e sem objetivo. Essa atenção anima o segundo chakra. Sente aqui uma ligeira circulação. É mais fluente e animada do que no chakra da raiz. Parece um torvelinho de água morna e viva, uma dança circular de energia fluente. A cada círculo que termina, intensifica-se no seu interior uma luz laranja. Suas vibrações se expandem e percorrem o seu corpo em círculos cada vez maiores, unem-se à circulação do seu sangue e ao fluxo purificador da sua linfa. Seu corpo torna-se uma corrente única e viva de energia...

E o fluxo de energia continua se estendendo, fluindo de todos os poros, até que o envolve totalmente. Ele o cerca, acaricia, mantém e embala suavemente. Você sente uma grande segurança e entrega-se totalmente ao carinho e embalo dessa água vital. Sua alma abre-se cada vez mais para sua força purificadora e fertilizante. Canais obstruídos são abertos e sentimentos esquecidos são despertados. De todas as direções aflui nova vida em seu interior...

O fluxo vivo continua se ampliando cada vez mais e torna-se um mar, cuja água morna o embala e sustenta carinhosamente. Acima de você abre-se um imenso céu. No horizonte, surge um sol matutino alaranjado. O céu e o mar são inundados por uma luz laranja dourada. É como se você tivesse despertado na primeira manhã de um mundo novo. Você nota um profundo sentimento de felicidade que se espalha como ondas através da Criação. Você sente que se trata da mesma vida fecundante da Criação que também flui no seu interior. Essa vida começa a fluir com a vida da Criação. Você se entrega confiantemente a esse fluxo vital...

Ao voltar dessa viagem, você fica ligado para sempre com a fonte de vida fecundante no seu interior. Você fica aberto para a força geradora e receptiva da Criação, para o milagre da vida que o impregna e envolve.

• Enquanto a água da vida continua fluindo no seu interior, deixe que a sua atenção se volte agora para o terceiro centro de energia, que se abre para frente alguns centímetros acima do umbigo. Permaneça aí sem nenhuma intenção ou objetivo. Sua atenção dá uma suave animação ao chakra do plexo solar. Você sente como está a sua força. Aceite-a como ela é. Sua aceitação descontrai cada vez mais o terceiro chakra. Começa a circular numa energia morna e poderosa. As vibrações fazem com que nasça no seu interior uma luz ensolarada, dourada. Seu brilho aumenta aos poucos, como a luz de um sol nascente. Uma irradiação morna se desprende do chakra, enchendo cada vez mais o seu corpo com sua luz benéfica. Um calor dourado flui no seu interior. Relaxado e satisfeito, você se entrega a esse brilho ensolarado. Essa luz penetra os mais profundos recantos da sua alma, enchendo-a de claridade e esplendor. Todas as sombras se desfazem. Do centro do seu corpo, essa luz ensolarada penetra todo o seu ser, até que somente a paz, a força e a plenitude dourada passam a residir aí...

A luz irradia-se para fora do seu corpo, envolve-o num halo vibrante e envia o seu brilho para o mundo. O seu terceiro chakra transforma-se num sol, brilhando em todo o seu esplendor, e numa fonte inesgotável de calor vivificante, de força e de luz...

Ao voltar dessa viagem, você estrutura a sua vida a partir desse centro iluminado de paz e de força, a partir do âmago do seu ser. Essa luz brilha desde o seu íntimo para o mundo e atrai para você a plenitude e o brilho em todos os níveis. Você se transforma num centro brilhante para as pessoas, os animais e as plantas, ou seja, para tudo o que o envolve.

• Enquanto esse brilho morno e ensolarado o acompanha, concentre sua atenção no chakra do coração, que se abre para frente na altura do coração, no meio do peito. Simplesmente, sinta essa região, sem expectativas e sem objetivos. Sua atenção anima o chakra do coração. Este começa a vibrar em suaves ondas de energia circulante. A suavidade dessa vibração faz com que se desenvolva no seu interior um brilho cor-de-rosa, com uma borda verde brilhante. Tem-se a impressão de uma delicada flor de luz cercada por uma coroa de folhas verdes. Enquanto você concentra ali a sua atenção, sente como essa flor começa a se abrir cada vez mais lenta e suavemente, até que no seu centro surge um coração de luz dourada. Uma irradiação carinhosa desprende-se da flor do seu chakra cardíaco, envolvendo você numa vibração de amor e de harmonia. Você se sente como levado por mãos angelicais e como se a sua íntima sede de amor fosse compreendida. Você se entrega inteiramente a essa suave e carinhosa compreensão...

Você sente agora como do centro dourado do seu coração surge uma alegria profunda, um sorriso e uma felicidade interior. É como se de lá se ouvisse uma música maravilhosa. Suas vibrações se espalham cada vez mais pelo seu corpo, despertando a sua própria melodia. As vibrações soam na sua alma, enchendo-a de amor e harmonia. Elas inundam o ambiente à sua volta, e vibram até as profundezas da Criação. E de todo lugar ecoa, como uma resposta, uma música que se une à música do seu coração na forma de uma completa sinfonia. Abre-se uma porta para um outro plano do mundo: você sente que uma vibração de amor e de alegria percorre a Criação inteira. Junto com tudo o que foi criado, você vibra nessa música divina que tudo permeia...

Ao voltar dessa viagem, você nunca mais estará sozinho. Através do chakra do coração, ficará permanentemente unido ao coração mais íntimo de todas as coisas.

• Enquanto a música do seu coração ainda vibra no seu interior, dirija a sua atenção para o centro da garganta, que tem uma abertura para a frente e uma segunda, menor, para trás.* Simplesmente perceba essa região, sem expectativas ou objetivos. Sua concentração anima o chakra da garganta. Você sente como ele começa a vibrar em círculos, com uma energia infinitamente sutil. A sutileza da sua freqüência faz aparecer no seu interior uma luz transparente, com brilho azul-claro. É a vibração da amplidão do céu azul que está no seu interior. Então você permite que essa vibração clara e brilhante se espalhe pelo seu íntimo, até que preencha todo o seu ser...

No seu interior, a vida se torna cada vez mais clara e ampla, livre e ilimitada como a abóbada celeste. Você abre no seu interior um espaço para tudo o que existe no seu mundo quer interna quer externamente, assim como o céu infinito acolhe em si a vida de todas as estrelas, planetas e sóis. No seu íntimo, tudo ganha o seu lugar, e na sua vida também. Muitas coisas são destruídas e criam-se novas, e você permite que essa dança da vida aconteça na maravilhosa imensidão representada pelo seu verdadeiro ser...

Tudo deve ser como é, e tudo deve fluir. Nessa liberdade e amplidão de consciência, você se sente sadio e inteiro. Uma clara sensação de felicidade vibra no seu interior através da imensidão do céu. Você permanece quieto e espreitando a amplidão do espaço. Você se transforma num canal para as mensagens que o núcleo da sua alma recebe...

Ao voltar dessa viagem, você traz a brilhante amplidão do céu no seu íntimo. Aceita a si mesmo como é e deixa que as energias se irradiem livre e abertamente para fora.

• Enquanto a clara e brilhante plenitude permanece no seu íntimo, concentre a atenção no chakra frontal ou da testa, que se encontra logo acima das sobrancelhas e se abre para a frente. Simplesmente sinta essa região, sem nenhuma intenção ou objetivo. Sua atenção anima o chakra frontal. Você percebe como ele começa a vibrar em círculos. Sua vibração é tão sutil que mal pode ser percebida, uma sensação de quietude cheia de vida. Da profundeza desse silêncio forma-se aos poucos uma luz índigo clara e brilhante. É a luz de uma noite escura, com sua animação oculta, na imensidão do espaço. Entre mentalmente nessa luz e deixe que sua consciência seja cada vez mais invadida pelo seu brilho tranqüilo...

Quanto mais atenção você dedicar a essa luz índigo, tanto mais profundos e sutis serão os níveis da irradiação. Essa vibração deixa-o calmo, receptivo e aberto. O silêncio é cada vez maior. Seus pensamentos permanecem na superfície da mente. Sua consciência torna-se plena com a tranqüila irradiação dessa luz serena. Você aprofunda-se cada vez mais nesse silêncio azul e se aproxima agora da fonte onipresente dessa luz, da origem de onde ela emana. É uma região

---

* A abertura posterior pertence a um pequeno chakra secundário, que deve ser incluído aqui.

de silêncio total em que também você fica muito quieto e atento. Nesse plano silencioso do ser existe um conhecimento que lhe chega em forma de intuição, de imagens, sons, sensações ou compreensões diretas. Você está ligado à inteligência cósmica, e abre-se para a mente universal que age no seu interior e na Criação inteira...

Ao voltar dessa viagem, você caminha com mais atenção pela vida, com uma franqueza silente para a verdade que se oculta por detrás das aparências do mundo.

• Enquanto o silêncio profundo e receptivo continuar no seu interior, deixe que a sua consciência caminhe para o chakra da coroa, que se abre para cima, no alto da sua cabeça. Permaneça aí, sem nenhuma intenção ou objetivo. Sua atenção abre lenta e suavemente essa porta. Uma luz clara e violeta brilha no seu interior. É como se você entrasse num lugar sagrado, num templo de luz violeta, com uma abertura no teto. E por essa abertura penetra uma outra luz, branca e brilhante, que encerra em si todas as outras cores. Como uma ducha, ela derrama sua bênção sobre você. Todos os poros do seu ser se abrem e absorvem essa luz, até que ela o preencha totalmente...

Esta é uma luz sem limites e sem tempo. Você reconhece que ela brilha no seu íntimo desde o começo, como no núcleo mais íntimo da Criação. Nessa luz perfeita, você é uno com o Ser divino e onipresente. Seu brilho é absolutamente silencioso e, apesar disso, contém toda a música em si mesmo. É pleno de quietude, como o momento do amanhecer e, mesmo assim, contém em si a dança da vida na sua infinita presença. Repouse nessa luz, sem desejar ou querer. Você está em casa, chegou ao fim da sua viagem...

Algo dessa luz continuará brilhando para sempre no seu interior. Permita que isso aconteça, que esse brilho penetre na sua vida e no seu mundo.

• Agora volte a sua atenção novamente para o seu corpo. Respire profundamente algumas vezes. Espreguice-se e estire-se, até que se sinta novamente no aqui-e-agora... Deixe passar algum tempo antes de abrir os olhos lentamente...

Algo dessas experiências permanecerá no seu interior e modificará a sua vida. Contudo, essa modificação ocorrerá por si mesma. Deixe que ela aconteça, sem forçá-la. Sempre que sentir necessidade, você poderá repetir essa viagem. Todavia, dê à sua alma tempo suficiente para digerir e integrar essas experiências à vida. Cada viagem sempre será um pouco diferente da anterior. Se você a fizer regularmente, com o tempo suas experiências se tornarão mais profundas e claras, e se tornarão cada vez mais reais na sua vida diária.

Apêndice

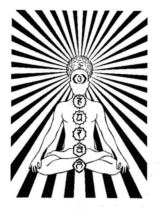

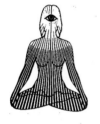
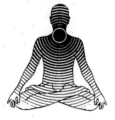
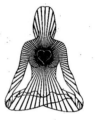

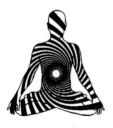
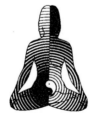
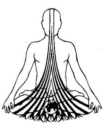

Quadro de Correlações

Chakra	Nome/ Denominação	Símbolos	Posição
1º Chakra	Chakra Muladhara, Chakra da Raiz, Chakra da Base, Centro do Cóccix (Apoio da Raiz)	Lótus de quatro folhas	entre o ânus e os genitais, ligado ao cóccix, abrindo-se para baixo
2º Chakra	Chakra Svadhisthana, Chakra do sacro, Centro do sacro	Lótus de seis folhas	na parte superior do sacro, imediatamente acima da parte púbica, abrindo-se para frente
3º Chakra	Chakra Manipura, Chakra do Plexo Solar, Centro do Umbigo (Chakra do baço) (Chakra do estômago) (Chakra do fígado)	Lótus de dez folhas	dois dedos acima do umbigo, abrindo-se para frente
4º Chakra	Chakra Anahata, Chakra Cardíaco, Centro do Coração	Lótus de doze folhas	no meio do peito (esterno), abrindo-se para frente

Chakra	Nome/ Denominação	Símbolos	Posição
5º Chakra	Chakra Vishuddha, Chakra da Garganta, Chakra da Laringe, Centro da Comunicação	Lótus de dezesseis folhas	entre a cavidade do pescoço e a laringe, na parte dianteira do pescoço, abrindo-se para frente
6º Chakra	Chakra Ajna, Chakra Frontal, Terceiro Olho, Olho da Sabedoria, Olho Interior (Chakra do Comando)	Lótus de noventa e seis folhas (2x48 folhas)	a uma largura de um dedo acima da base do nariz, no meio da testa, a cerca de dois dedos atrás da testa, abrindo-se para frente
7º Chakra	Chakra Sahasrara, Chakra Coronário, Centro do Vórtice, Lótus de mil folhas	Lótus de mil folhas	em cima da cabeça, no meio da mesma, abrindo-se para cima

Quadro de Correlações

Chakra	Princípio Básico	Função dos Sentidos	Cor
1º Chakra	Vontade física para ser	Olfato	Vermelho fogo
2º Chakra	Reprodução criativa do ser	Paladar	Laranja
3º Chakra	Constituição do ser	Visão	Amarelo até dourado
4º Chakra	Abnegação do ser	Tato	Verde, rosa, dourado
5º Chakra	Ressonância do ser	Audição	Azul-claro
6º Chakra	Autoconhecimento	Todos os sentidos, também a percepção extra-sensorial	Índigo, também o amarelo e o violeta
7º Chakra	Ser puro	—	Violeta, Branco, Dourado

Quadro de Correlações

Chakra	Correlações Astrológicas	Pedras Preciosas Correspondentes	Elemento
1º Chakra	Áries/Marte, Touro, Escorpião/Plutão, Capricórnio/Saturno (nos Vedas: o Sol)	Ágata, Jaspe Sangüíneo, Granada, Coral Vermelho, Rubi	Terra
2º Chakra	Câncer/Lua, Libra/Vênus, Escorpião/Plutão	Cornalina, Pedra-da-Lua	Água
3º Chakra	Leão/Sol, Sagitário/Júpiter, Virgem/Mercúrio, Marte	Olho-de-Tigre, Âmbar, Topázio dourado, Citrina	Fogo
4º Chakra	Leão/Sol, Libra/Vênus, Saturno	Kunzita, Esmeralda, Jade (verde), Quartzo rosado, Turmalina (rosada)	Ar
5º Chakra	Gêmeos/Mercúrio, Marte, Touro/Vênus, Aquário/Urano	Água-marinha, Turquesa, Calcedônia	Éter (Akasha)
6º Chakra	Mercúrio, Sagitário/Júpiter, Aquário/Urano, Peixes/Netuno	Lápis-lazúli, Safira Índigo, Sodalita	
7º Chakra	Capricórnio/Saturno, Peixes/Netuno	Ametista, Cristal de rocha	

Quadro de Correlações

Chakra	Correlações Físicas	Glândulas Correspondentes	Hormônios Correspondentes
1º Chakra	Todas as partes firmes, coluna vertebral, ossos, dentes, unhas, ambas as pernas, ânus, reto, intestino grosso, intestino delgado, próstata, sangue, formação celular	Supra-renais	Adrenalina, Noradrenalina
2º Chakra	Região da bacia, órgãos de reprodução, rins, bexiga, todos os líquidos como o sangue, a linfa, os sucos digestivos e o esperma	Gônadas, Ovário, Próstata, Testículos	Estrógeno, Testosterona
3º Chakra	Parte inferior das costas, sitema digestivo, estômago, fígado, baço, vesícula biliar, sistema nervoso vegetativo	Pâncreas	Insulina (Bile)
4º Chakra	Parte superior das costas, coração, peito e cavidade torácica, parte inferior dos pulmões, sangue, sistema circulatório, pele, mãos	Timo	Hormônio do timo (cientificamente não esclarecido)

Chakra	Correlações Físicas	Glândulas Correspondentes	Hormônios Correspondentes
5º Chakra	Pulmão, brônquios, esôfago, cordas vocais (voz), garganta, nuca, queixo, maxilar	Tiróide, paratiróide	Tiroxina (Tri-iodo-tiroxina)
6º Chakra	Cerebelo, ouvidos, nariz, cavidades adjacentes, olhos (em parte), sistema nervoso central, testa, rosto	Hipófise (pituitária)	Vasopressina (hormônio anti-diurético), Pituitrina
7º Chakra	Cérebro, crânio	Epífise (Pineal)	Serotonina (Enteramina) (Melatonina)

Quadro de Correlações

Chakra	Forma de Música	Vogal	Som
1º Chakra	Música fortemente ritmada (marcha militar)	"u"	Dó
2º Chakra	Música fluente (danças populares, música de salão)	"o" fechado	Ré
3º Chakra	Ritmos fogosos, música harmoniosa orquestrada	"o" aberto	Mi
4º Chakra	Música clássica, música New Age, música sacra	"a"	Fá
5º Chakra	Música rica em tons concomitantes, canto em tons concomitantes, danças sacras e de meditação, música New Age de meio-tom	"e"	Sol
6º Chakra	Música clássica (oriental e ocidental), música das esferas, música New Age	"i"	Lá
7º Chakra	Silêncio	"m"	Si

Quadro de Correlações

Chakra	Mantra	Contato com a Natureza	Aromaterapia
1º Chakra	LAM	Aurora, pôr-do-sol, terra fresca	Cedro, Cravo
2º Chakra	VAM	Luar, água límpida	Ylang-Ylang, Sândalo
3º Chakra	RAM	Luz do sol, campo de colza em flor, campo de trigo maduro, girassóis	Lavanda, Rosmaninho, Bergamota
4º Chakra	YAM	Natureza intocada, flores, céu rosado	Óleo de rosa
5º Chakra	HAM	Céu azul, reflexo do céu nas águas, leve bater de ondas	Salva, Eucalipto
6º Chakra	KSHAM	Céu noturno	Hortelã, Jasmim
7º Chakra	OM	Cume de montanha	Olíbano, Lótus

Quadro de Correlações

Chakra	Tema/ Tarefa de Aprendizagem	Direção de rotação do chakra na Mulher	Direção de rotação do chakra no Homem
1º Chakra	Energia vital primitiva, confiança primitiva, relacionamento com a Terra e o mundo material, estabilidade, determinação	esquerda	direita
2º Chakra	Sentimentos primitivos, fluir com a vida, sensualidade, erotismo, criatividade, surpresa e entusiasmo	direita	esquerda
3º Chakra	Desenvolvimento da personalidade, compreensão de sentimentos e experiências, formação do ser, influência e poder, força e plenitude, sabedoria advinda da experiência	esquerda	direita

Chakra	Tema/ Tarefa de Aprendizagem	Direção de rotação do chakra na Mulher	Direção de rotação do chakra no Homem
4º Chakra	Desdobramento das qualidades do coração, compaixão, compartilhar, participar com todo coração, abnegação, altruísmo, cura	direita	esquerda
5º Chakra	Comunicação, auto-expressão criativa, franqueza, amplidão, independência, inspiração, acesso aos níveis mais sutis do ser	esquerda	direita
6º Chakra	Funções de reconhecimento, intuição, desenvolvimento dos sentidos interiores, força mental, projeção da vontade, manifestação	direita	esquerda
7º Chakra	Realização, compreensão máxima através da visão interior direta, união com o Todo, consciência universal	esquerda	direita

Quadro de Correlações

Chakra	Forma de Ioga	Força Positiva	Comportamento em repouso
1º Chakra	Hatha-Ioga, Kundalini-Ioga	estabilizadora, fixando à Terra	de barriga para baixo, 10-12 horas de sono
2º Chakra	Tantra-Ioga	purificadora, levando a fluir	posição embrionária, 8-10 horas de sono
3º Chakra	Karma-Ioga	transformadora, formadora, purificadora	deitado de costas, 7-8 horas de sono
4º Chakra	Bhakti-Ioga	abridora, ligadora	deitado à esquerda, 5-6 horas de sono
5º Chakra	Mantra-Ioga	comunicadora, transmissora	deitado alternadamente à direita e à esquerda, 4-5 horas de sono
6º Chakra	Jnana-ioga, Yantra-Ioga	reconhecedora	Sono e cochilo. Cerca de 4 horas.
7º Chakra	—	transcendente	apenas cochilo

Epílogo e Agradecimentos

Num assunto como o presente, o autor é antes um divulgador, não fosse por outros motivos, pelo fato de o conhecimento sobre os chakras ter-se originado de tradições muito antigas. Conseqüentemente, servimo-nos de muitas fontes dos mais variados tipos para transmitir o conhecimento a respeito dos chakras do modo mais abrangente e prático possível. Alguns dos aspectos aqui apresentados exigiram uma pesquisa detalhada e demorada, antes de serem incluídos neste livro. Também as numerosas interpretações do sânscrito, muitas vezes desconcertantes para nós ocidentais, foram usadas com parcimônia, pois muitos conceitos também podem ser explicados na nossa língua.

Assim, queremos agradecer de todo coração a todas as pessoas que nos iniciaram, durante vários anos, através de suas palavras, de seus textos e de suas instruções práticas nesse conhecimento, e que nos transmitiram as técnicas para colocar em prática esse conhecimento teórico. Nossos agradecimentos valem também para os professores e mestres que, muito tempo antes de nós, estavam empenhados em desenvolver, ensinar e manter esse importante conhecimento. A todos queremos dedicar este livro.

Queremos também expressar nossos agradecimentos especiais ao gráfico e professor de meditação Klaus-Peter Huesch, que com paciência, criatividade e conhecimento de causa, fez as ilustrações deste livro, sempre disposto a acolher nossas sugestões.

Agradecemos também aos editores pelo trabalho exigido pela publicação desta obra.

Desejamos que estas exposições representem para muitas pessoas uma ajuda real e sensata para trilhar seu caminho pela vida.

Bibliografia

Avalon, Arthur (Sir John Woodroffe): *Die Schlangenkraft* [A Força da Serpente], Editora O. W. Barth, Berna, 1ª edição, 1984.

Baginski, Bodo J./Sharamon, Shalila: *Reiki – universale Lebensenergie* [Reiki – Energia Universal da Vida], Editora Synthesis, Essen, 7ª edição, 1989.

Berendt, Joachim Ernst: *Nada-Brahma – Die Welt ist Klang*, Editora Rowohlt, Reinbeck, 5ª edição, 1988. [*Nada Brahma – O Mundo é Som*, Editora Cultrix, São Paulo, 1993.]

Besant, Annie: *Die Lehre des Wachstums* [A Doutrina do Crescimento], vol. II, Editora Hirthammer, Munique, 1981.

Bohm, Werner: *Die Wurzeln der Kraft-Chakras* [As Raízes da Energia dos Chakras], Editora O. W. Barth, Berna, 3ª edição, 1985.

Butler, Walter, E.: *Die Aura* [A Aura], Editora Sphinx, Basiléia, 1ª edição, 1988.

Chocron, Daya Sarai: *Heilen mit Edelsteinen* [A Cura pelas Pedras Preciosas], Editora Hugendubel, Munique, 5ª edição, 1988.

Cousto, Hans: *Die kosmische Oktave* [A Oitava Cósmica], Editora Synthesis, Essen, 1ª edição, 1984.

Dahlke, Dr. Rüdiger/Klein, Nicolaus: *Das Senkrechte Weltbild* [A Cosmovisão Vertical], Editora H. Hugendubel, Munique, 1ª edição, 1986.

Diamond, Dr. John: *Der Körper lügt nicht* [O Corpo Não Mente], Editora Para Cinesiologia Aplicada, Freiburg, 1ª edição, 1983.

Dörr, Leni e Hermann J.: *Esoterik* [Esoterismo], Editora Lebenskunde, Düsseldorf, 1ª edição, 1984.

Draayer, Hetty: *Das Licht in uns* [A Luz em Nós], Editora Kösel, Munique, 1ª edição, 1986.

Drury, Nevill e Susan: *Das Handbuch der heilenden Öle, Aromen und Essenzen* [Manual de Óleos, Aromas e Essências Curativos], Editora Windpferd, Durach, 1ª edição, 1989.

Drury, Nevill: *Musik – Pforte zum Selbst – Brücke zum Kosmos* [Música – Portal para o Si-mesmo – Ponte para o Cosmos], Editora Hermann Bauer, Freiburg, 1ª edição, 1985.

Dychtwald, Ken: *Körper-Bewusstsein* [Consciência do Corpo], Editora Synthesis, Essen, 5ª edição, 1986.

Eberhard, Prof. L.: *Heilkräfte der Farben* [A Força Curativa das Cores], Editora Drei Eichen, Munique, 7ª edição, 1987.

Flammer, August: *Entwicklungstheorien* [Teorias do Desenvolvimento], Editora Hans Huber, Berna, 1ª edição, 1988.

Florek, Reinhard: *Heilende Edelsteine* [Pedras Preciosas Curativas], Editora Windpferd, Durach, 1ª edição, 1989.

Freihold, Jürgen F.: *Der Orgonakkumulator nach Wilhelm Reich* [O Acumulador Orgânico segundo Wilhelm Reich], Edition Space, Berlim, 1ª edição, 1983.

Griscom, Chris: *Die Frequenz der Ekstase* [A Freqüência Vibratória do Êxtase], Editora Goldmann, Munique, 1ª edição, 1988.

Halpern, Steven: *Klang als heilende Kraft* [O Som como Força Curativa], Editora Hermann Bauer, Freiburg, 1ª edição, 1985.

Iyegar, B. K.: *Licht auf Pranayama* [A Luz do Pranayama], Editora O. W. Barth, Berna, 1ª edição, 1984.

Johari, Harish: *Das grosse Chakra-Buch* [O Grande Livro dos Chakras], Editora Hermann Bauer, Freiburg, 2ª edição, 1987.

Johari, Harish: *Die sanfte Kraft der edlen Steine* [A Força Suave das Pedras Preciosas], Editora Windpferd, Durach, 1ª edição, 1988.

Johnston, Brenda S.: *Eine Heilweise des Neuen Zeitalters* [Uma Terapia da Nova Era], Editora Opal, Augsburg, 3ª edição, 1986.

Jünemann, Monika: *Verzaubernde Düfte* [Aromas Encantadores], Editora Windpferd, Durach, 3ª edição, 1989.

Keppeler, Manfred: *Die Glückspyramide* [A Pirâmide da Felicidade], Editora Keppeler, Augsburg, 2ª edição, 1988.

Klinger-Raatz, Ursula: *Die Geheimnisse edler Steine* [Os Segredos das Pedras Preciosas], Editora Windpferd, Durach, 7ª edição, 1989.

Klinger-Raatz, Ursula: *Engel und Edelsteine* [Os Anjos e as Pedras Preciosas], Editora Windpferd, Durach, 2ª edição, 1989.

Krishna, Gopi: *Kundalini* [Kundalini], Editora O. W. Barth, Berna, 2ª edição, 1985.

Kul, Djiwal: *Intermediate Studies of the Human Aura* [Estudos Intermediários da Aura Humana], Summit University Press, Los Angeles, 5ª edição, 1983.

Leadbeater, C. W.: *Die Chakras*, Editora Hermann Bauer, Freiburg, 8ª edição, 1988. [*Os Chakras*, Editora Pensamento, São Paulo.]

Leadbeater, C. W.: *Der sichtbare und der unsichtbare Mensch*, Editora Hermann Bauer, Freiburg, 6ª edição, 1987. [*O Homem Visível e Invisível*, Editora Pensamento, São Paulo, 1988.]

Leadbeater, C. W./Besant, Annie: *Gedankenformen*, Editora Hermann Bauer, Freiburg, 4ª edição, 1987. [*Formas de Pensamento*, Editora Pensamento, São Paulo, 1969.]

Leadbeater, C. W.: *Die Lehre des Wachstums* [A Doutrina do Crescimento], vol. I, Editora Hirthammer, Munique, 1980.

Liedloff, Jean: *Auf der Suche nach dem verlorenen Glück* [Em Busca da Felicidade Perdida], Editora C. H. Beck, Munique, 6ª edição, 1987.

Liekens, Paul: *Die Geheimnisse der Pyramiden-Energie* [Os Segredos da Energia das Pirâmides], Editora Windpferd, Durach, 2ª edição, 1989.

Lievegoed, Bernard: *Der Mensch an der Schwelle* [O Homem no Limiar], Editora Freies Geistesleben, Stuttgart, 1ª edição, 1985.

Lütge, Lothar-Rüdiger: *Kundalini* [Kundalini], Editora Hermann Bauer, Freiburg, 1ª edição, 1985.

Mandel, Peter: *Die Energetische-Terminalpunkt-Diagnose* [O Ponto Terminal Energético da Diagnose], Editora Synthesis, Essen, 1ª edição, 1983.

Mandel, Peter: *Praktisches Handbuch der Farbpunktur* [Manual Prático de Punctura Cromática], Editora P. Mandel, Bruchsal, 1ª edição, 1986.

Merges, Stephanie: *Du bist mehr als Du denkst* [Você é Mais do que Você Pensa], Editora Goldmann, Munique, 1ª edição, 1988.

Miller, Roberta de Long: *Psychische Massage* [Massagem Psíquica], Editora Bruno Martin, Südergellersen, 2ª edição, 1982.

Mookerjee, Ajit: *Kundalini* [Kundalini], Editora Origo, Berna, 1984.

Muktananda, Paramahamsa: *Kundalini* [Kundalini], Editora Aurum, Freiburg, 3ª edição, 1988.

Oberbach, Dr. Josef: *Feuer des Lebens* [O Fogo Vital], Editora DBF, Grünwald, 1ª edição, 1980.

Plesse, Sunito M./St. Clair, Bijo: *Feuer der Sinnlichkeit – Licht des Herzens* [O Fogo da Sensualidade – A Luz do Coração], Edição 2000/Jeunesse Verlagsanstalt, Vaduz, 1ª edição, 1988.

Pierrakos, Dr. John: *Core-Energetik – Das Zentrum Deiner Energie*, Editora Synthesis, Essen, 1ª edição, 1987. [*A Energética da Essência (Core Energetics) – Desenvolvendo a Capacidade de Amar e de Cura*, Editora Pensamento, São Paulo, 1993.]

Pullar, Philippa/Lilla Bek: *Chakra-Energie* [A Energia dos Chakras], Editora O. W. Barth, Berna, 2ª edição, 1988.

Rankens, Ola: *Wilhelm Reich und die Orgonomie* [Wilhelm Reich e a Orgonomia], Editora Nexus, Frankfurt/M., 2ª edição, 1984.

Raphaell, Katrina: *Wissende Kristalle* [Cristais que Sabem], Editora Ansata, Interlaken, 1ª edição, 1986.

Rendel, Peter: *Die Chakras* [Os Chakras], Editora Sphinx, Basiléia, 2ª edição, 1984.

Riedel, Ingrid: *Farben in Religion, Gesellschaft, Kunst und Psychotherapie* [As Cores na Religião, na Sociedade, na Arte e na Psicoterapia], Editora Kreuz, Stuttgart, 3ª edição, 1984.

Roller, Joachim: *Ayurveda Edelsteinmedizin* [Medicina Ayurvédica das Pedras Preciosas], Eigenverlag Roller, 7401 Neustetten.

Roller, Joachim: *Ayurveda Edelsteintherapie* [Terapia Ayurvédica das Pedras Preciosas], Eigenverlag Roller, 7401 Neustetten.

Schiegl, Heinz: *Color-Therapie* [Cromoterapia], Editora Hermann Bauer, Freiburg, 3ª edição, 1986.

Sherwood, Keith: *Die Kunst spirituellen Heilens* [A Arte da Cura Espiritual], Editora Hermann Bauer, Freiburg, 3ª edição, 1988.

Sherwood, Keith: *Kraftzentren des Lebens* [Os Centros de Força da Vida], Editora Hermann Bauer, Freiburg, 1ª edição, 1986.

Spiesberger, Karl: *Die Aura des Menschen* [A Aura dos Seres Humanos], Editora Hermann Bauer, Freiburg, 6ª edição, 1987.

Stangl, Marie Luise: *Die Welt der Chakren* [O Mundo dos Chakras], Editora Econ, Düsseldorf, 4ª edição, 1986.

Steiner, Rudolf: *Die gesunde Entwicklung des Menschenwesens* [O Desenvolvimento Saudável do Ser Humano], Editora Rudolf Steiner, Dornach, 1ª edição, 1985.

Steiner, Rudolf: *Vom Lebenslauf des Menschen* [Do Decurso da Vida Humana], Editora Freies Geistesleben, Stuttgart, 3ª edição, 1986.

Steiner, Rudolf: *Allgemeine Menschenkunde* [História Geral da Humanidade], Editora Rudolf Steiner, Dornach, 4ª edição, 1986.

Stone, Joseph L./Church, Joseph: *Kindheit und Jugend* [Infância e Juventude], Editora Deutscher Taschenbuch, Stuttgart, 3ª edição, 1973.

Strzempa-Depré, Michael: *Die Physik der Erleuchtung* [A Física da Iluminação], Editora Goldmann, Munique, 1ª edição, 1988.

Tansley, David V.: *Energiekörper* [Corpos de Energia], Editora Kösel, Munique, 1ª edição, 1985.

Tisserand, Maggie: *Die Geheimnisse wohlriechender Essenzen* [Os Segredos das Essências Aromáticas], Editora Windpferd, Durach, 7ª edição, 1989.

Tisserand, Robert B.: *Aroma-Therapie* [Aromaterapia], Editora Hermann Bauer, Freiburg, 3ª edição, 1987.

Toth, Max: *Pyramid Power* [O Poder da Pirâmide], Editora Hermann Bauer, Freiburg, 5ª edição, 1986.

Toth, Max: *Das Geheimnis der Pyramiden-Power* [O Segredo do Poder da Pirâmide], Editora Goldmann, Munique, 1ª edição, 1988.

Uhl, Marianne: *Chakra Energie Massage* [Massagem Energética dos Chakras], Editora Windpferd, Durach, 2ª edição, 1989.

Uhl, Marianne: *Chakra-Orgel* [Órgãos dos Chakras].
- *Wurzel-Chakra* [Chakra da Raiz].
- *Nabel-Chakra* [Chakra Umbilical].
- *Milz-Chakra* [Chakra do Baço].
- *Herz-Chakra* [Chakra do Coração].
- *Hals-Chakra* [Chakra da Garganta].
- *Stirn-Chakra* [Chakra da Testa].
- *Scheitel-Chakra* [Chakra da Coroa].
Editora Windpferd, Durach, 1ª edição, 1989, em parte 2ª edição, 1989.

Uyldert, Mellie: *Verborgene Kräfte der Edelsteine* [Forças Ocultas das Pedras Preciosas], Editora Hugendubel, Munique, 5ª edição, 1988.

Vollmar, Klausbernd: *Fahrplan durch die Chakren* [Plano de Viagem Através dos Chakras], Editora Rowohlt, Reinbeck, 1988.

Wallace, A./Henkin, B.: *Anleitung zum geistigen Heilen* [Guia para a Cura Espiritual], Editora Synthesis, Essen, 3ª edição, 1987.

205

Wallimann, Silvia: *Die Umpolung* [A Inversão da Polaridade], Editora Hermann Bauer, Freiburg, 1ª edição, 1988.

Walter, Johannes: *Die heilende Kraft des Atems* [A Força Curativa da Respiração], Editora Peter Erd, Munique, 1ª edição, 1987.

Weigl, Gisela/Wenzel, Franz: *Die entschleierte Aura* [A Aura Desvendada], Editora Aquamarin, 8011 Forstinning, 1ª edição, 1983.

Weilmünster, Rudi Ph.: *Praxis der Pyramiden-Energie* [Prática da Energia da Pirâmide], Editora Hannemann, Nienburg, 3ª edição, 1988.

Wilson, Annie/Bek, Lilla: *Farb-Therapie* [Cromoterapia], Editora Scherz, Berna, 3ª edição, 1988.

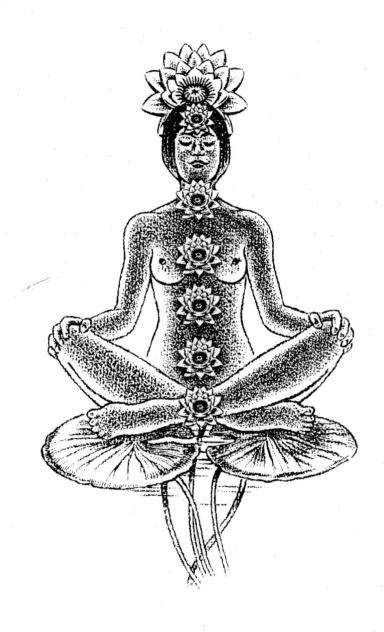